U0038045

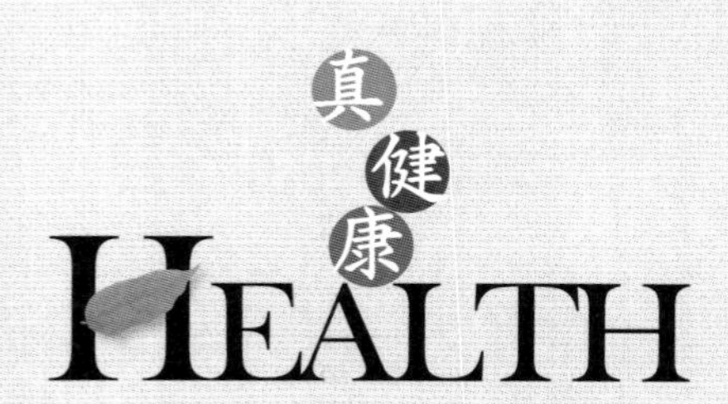
真
健
康
HEALTH

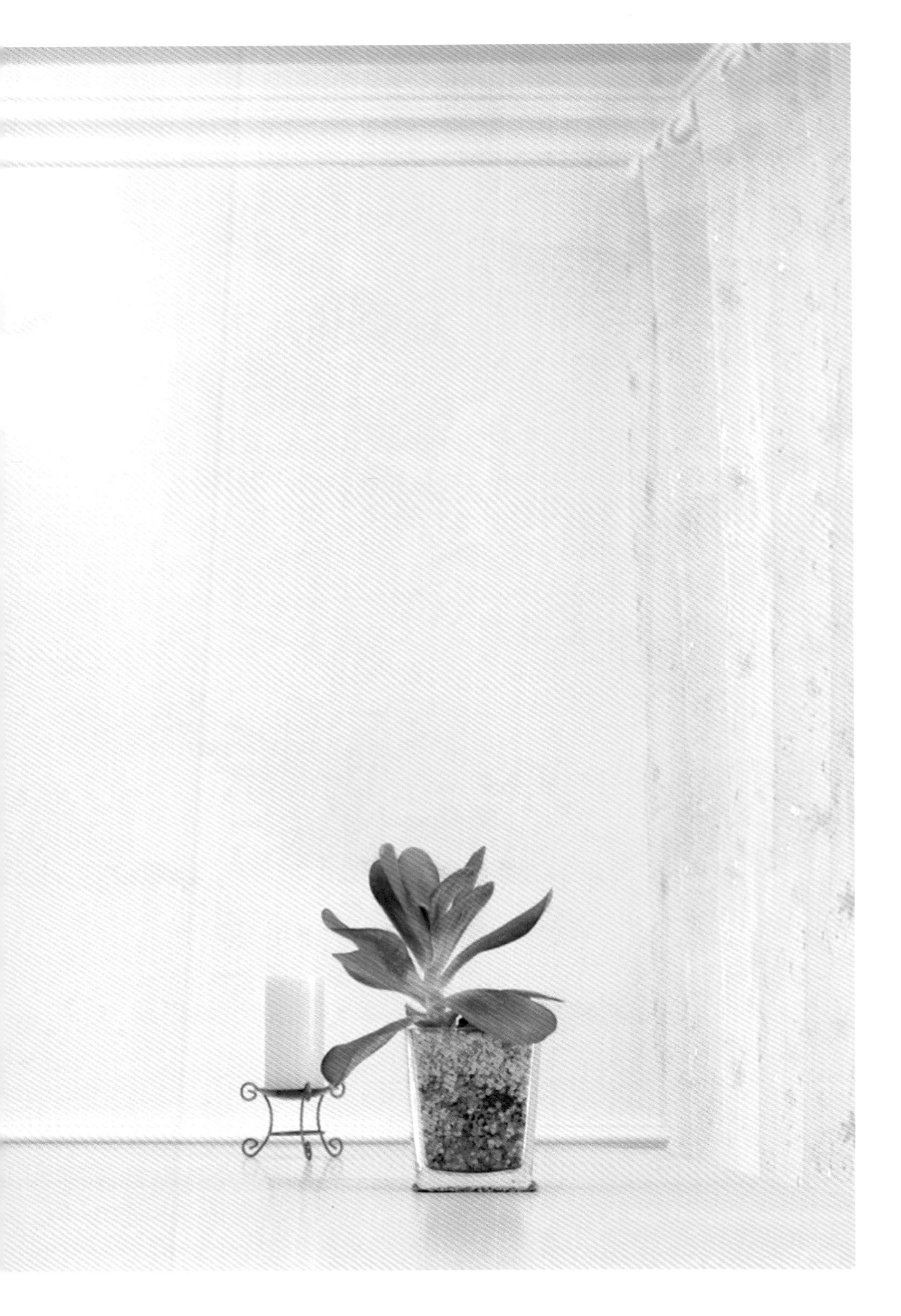

生機飲食專家
王明勇老師

這樣排毒讓我不生病

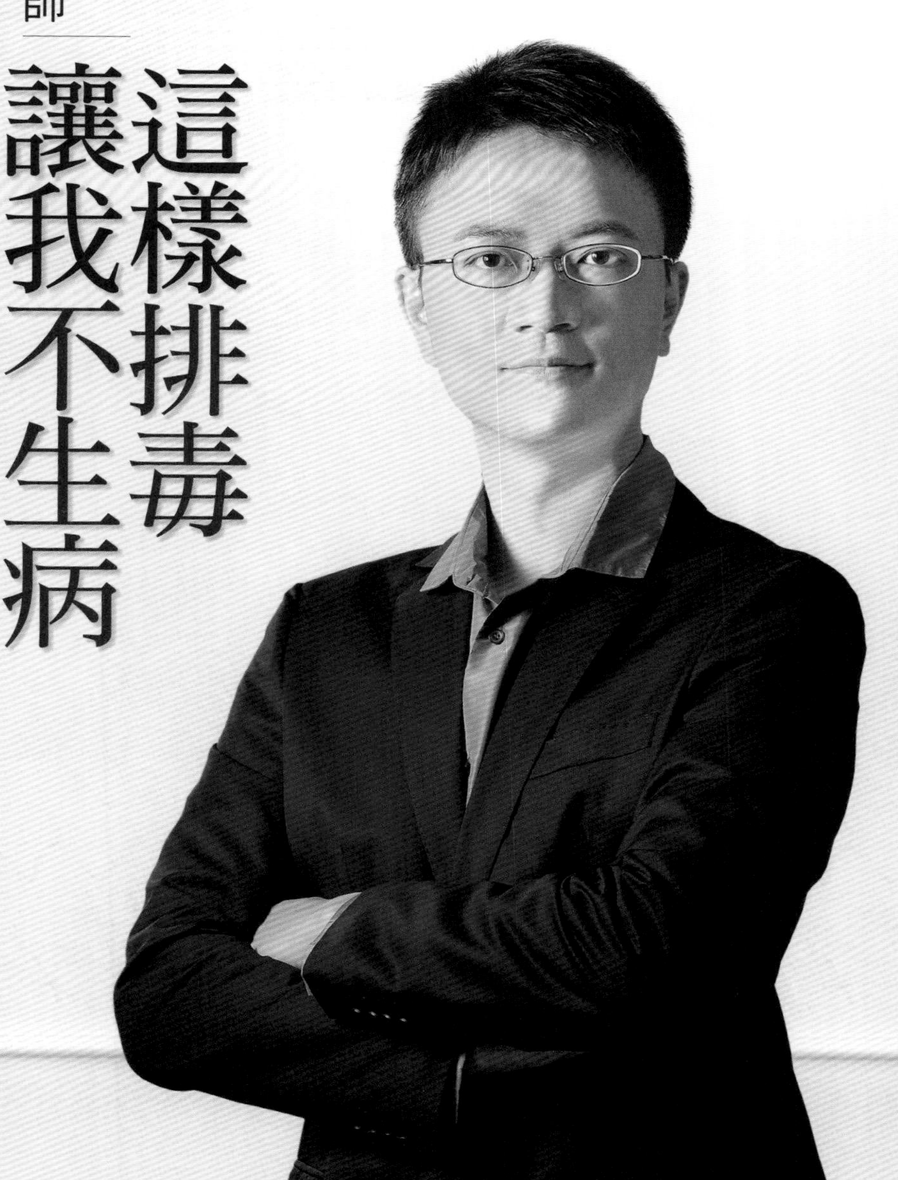

感謝我親愛的家人及
協助這本書出版的好朋友們：

無毒的家 國際連鎖
粗食派健康飲食法涂淑芬老師
首席食療指導王康裕藥師
許清祥博士
張家蓓醫師
總營養師雷小玲
佰研生化科技（股）公司
有機園生物科技（股）公司
東牧健康事業有限公司
光駿股份有限公司（梅丹本鋪）
元豪食品有限公司
嘉賓國際有限公司
百壽有機芽菜農場
歐悅集團

推薦序——

淺顯易懂的排毒生理衛生課

「無毒的家」國際連鎖創辦人／王康裕

每次走進書店，總看到一大堆排毒相關的書，這不禁讓我產生疑問，「現代毒素真有那麼多嗎？」但的確，我們周遭的毒素可以說是無所不在、無孔不入！既然無法預防，那只有靠排毒來減少身體的污染！

在本書中，作者提出以「三通三順」來讓排毒機制通暢無阻。他所謂的「三通」最基本的就是排汗、排尿、排便都要通暢；所謂「三順」就是「精」、「氣」、「神」要順。由字眼來看，這是個俏皮易記的好構想，就內容上也是相當易於實行且符合邏輯的排毒法則。作者從建築工程師到排毒養生專家，一路走來，透過身體力行，並遠赴德國、瑞士、日本、澳洲、美國、加拿大體驗研習，實難可貴！

作者從第一本《不能吃的秘密》，分析探索食物背後隱藏的各種毒素，緊接著推出這本教大家如何排毒的實用指導書。也就是除了讓大眾了解毒素存在的嚴重性外，更進一步教大家如何以實用可行的方式來預防及排除體內的毒素。作者參考眾多國內外養生專家的建議、經驗及理論，配合自己的身體力行，並實際走訪各國，探究無毒自然的養生方式，結合理論與自身經驗，彙整出這本兼具實用性且生活化的排毒全書。本書中強調減少新陳代謝所殘留的毒素，實際上就與日本名醫濟陽高穗及新谷弘實醫師都提倡的「營養・代謝療法」觀念一致。因此以「營養・代謝療法」來取代傳統過於籠統的「營養療法」是相當值得倡導的養生觀念。詳閱此書，就好像上了一堂淺顯易懂的排毒生理衛生課！

推薦序——

用心追求健康方法

整合醫學學會理事長・醫學博士／許清祥

近三十年來由西方許多受過完整現代醫學訓練的醫生，發起對現代醫學內容的省思。主要的標的在於使用化學合成的小分子藥，似乎沒有真正幫助患者維持健康。越來越多的證據顯示，雖然透過大藥廠和各國醫學中心嚴謹的臨床試驗，不斷推出昂貴的藥物，但面對大部分的慢性病，如糖尿病、高血壓和胃潰瘍等，療效大部分不能令病患滿意，甚至導致許多副作用。因此找尋沒有傷害的方法，從預防醫學的角度，構築維護健康的第一線，變成近年來大家關心、反省的重要議題。可惜雖然百家齊鳴，卻良莠不齊，許多美意，都在商業利益下，產生誤導病情，傷害健康的情事，真令人痛心。

王明勇先生長期關懷自然醫學的發展，用心追求幫助人類健康的方法，身體力行，透過不斷的實施改進，綜合各種排毒方法提出確實而可行的「三通三順」方案，以淺顯而易懂的筆觸，翔實的介紹給大家，相信對大家健康的維護有極大的助益。因此樂為之序。

目錄

第一章
每個人都有毒！身體也是製造毒的元兇

第二章
身體如何排毒，你了解多少？

第三章

斷食不吃，比吃對東西更有效果！

第四章

你今天咖啡灌腸了嗎？排毒清腸每天做！

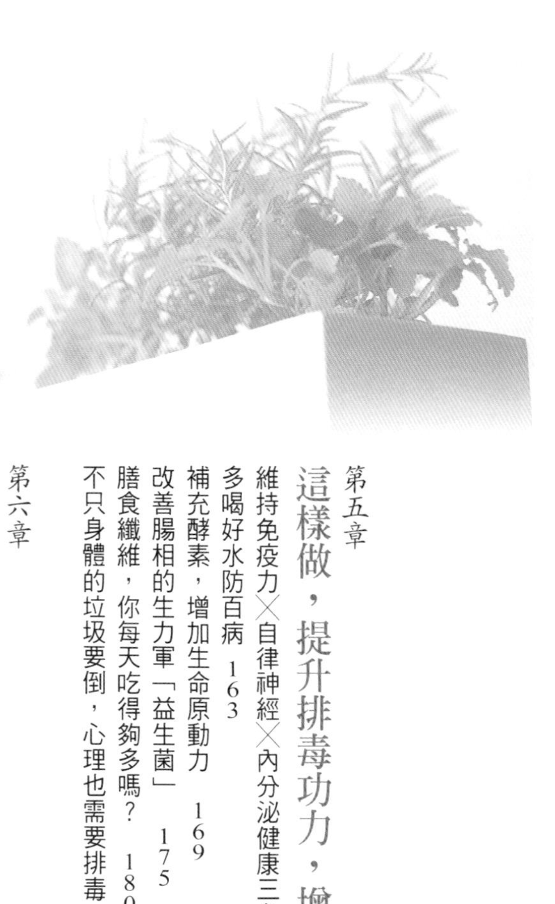

第五章

這樣做，提升排毒功力，增強免疫力

第六章

吃對食物最重要：常見慢性病的排毒食譜

內分泌&新陳代謝系統

免疫系統

泌尿系統

神經系統

骨骼肌肉系統

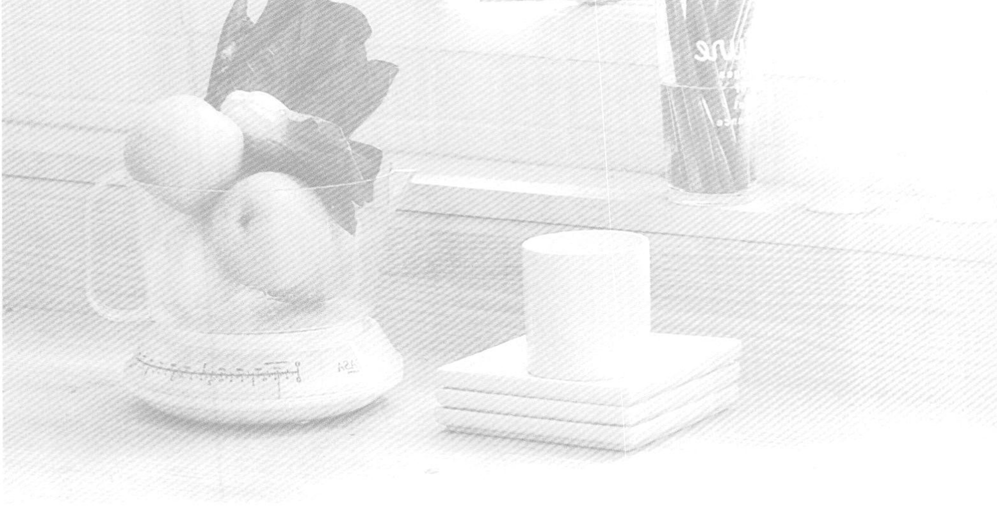

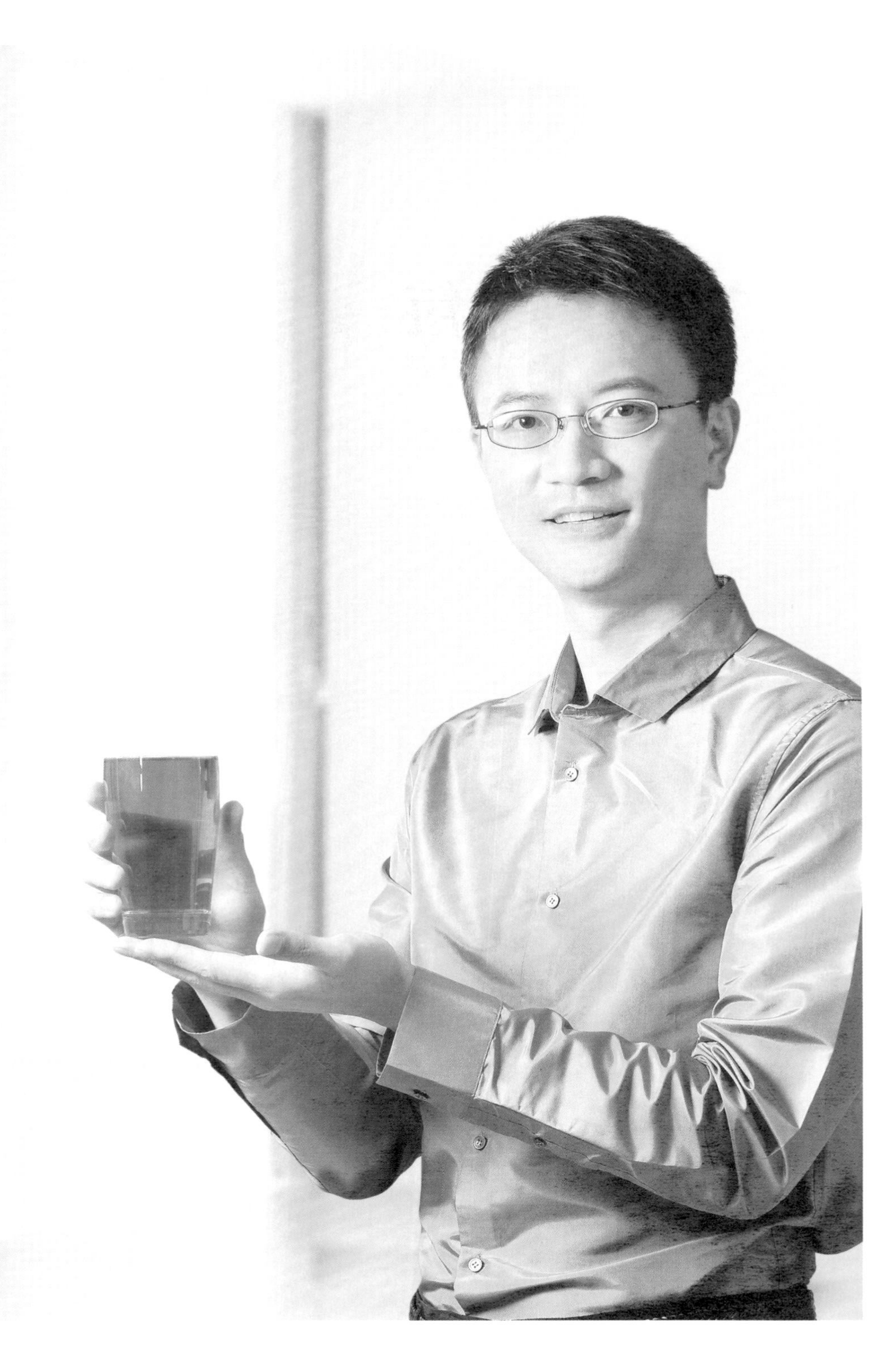

第一章 1

每個人都有毒！身體也是製造毒的元兇

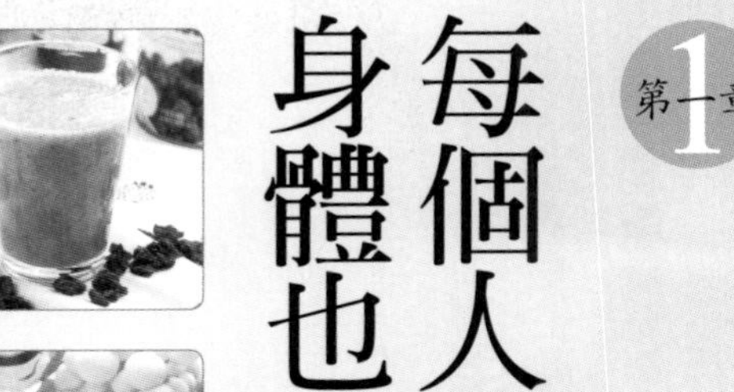

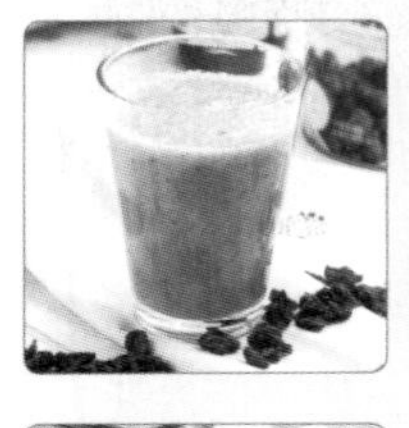

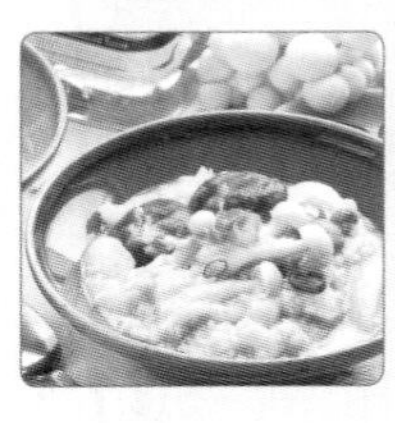

我們身體的毒，簡單來說可分爲體外的毒和體內的毒。
毒素就像宿便一樣，常常排出去就沒事，
但如果一直累積下去，終有一天會爆發出疾病來。

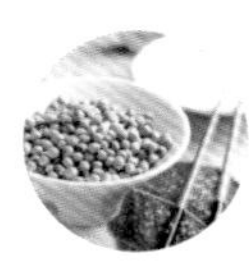

你健康嗎？生活健康評量表

每次當我在公開演講時，說我們每個人的身體裡都有毒，許多人都覺得自己身體沒病沒痛，應該「很乾淨」才對，感覺不到「毒」的存在。

真的是這樣子嗎？事實上，就算我們一日三餐都吃有機食物、杜絕一切外界污染，體內照樣也會有毒素產生需要排出。

身體的毒不僅包括從外在吃、喝進來的毒素，就連身體本身也會自行製造出毒素，累積久了，同樣會影響健康。

在認識「身體的毒」之前，不妨先來看看你有多了解自己的健康狀況。

以下的生活健康評量表分成飲食、活動、補充品、壓力、醫藥五個部分，請依自己的狀況作答，各題答案底下的數字就是得分（有的答案是負分），如果答案都不符合你的狀況，請選擇較接近者。做完三十題後加出總得分，然後就可以知道你是真的「很乾淨」，或者是「毒佈全身」，必須趕緊排毒了。

飲食狀況

（1）你每日吃多少蔬菜或沙拉？（一份＝四分之一杯＝二十五公克）

五份或更多……-1
每天三至四份……0
每天兩份……1
每天一份……4
沒有……5

（2）你多久吃一次深海魚油、亞麻仁籽油、鮭魚、沙丁魚或鯖魚等含豐富Omega3（Ω3）必需脂肪酸的食物？

每日兩次……-1
每日一次……0
每星期一次……1
每個月一次……2
沒有……3

（3）你每日吃幾份水果？（一份＝二分之一杯）

每天兩份，其中一份具有排空腸道效果的水果或果汁（如無花果、蜜棗、蘋果）……-1
每天兩份……0
每天一份……1
沒有……3

（4）你每日喝幾杯水？（二五〇毫升／杯）

每日大於十杯水……-1
每日八杯水……0
每日三杯水……1
每日一杯水……2
少於一杯……3

（5）你多久吃一次海菜或海藻類食物？

每天……-1
每星期兩次……1
每星期一次……2
沒有……3

(6)你多久吃一次烤肉或油炸食品？
沒有……-1
每個月只吃一至兩次……1
每星期吃一至兩次……2
每天……3

(7)你多久吃一次含有白麵粉、白糖、人工甜味劑的食物或過度加工的食物？
(如：白飯、白麵條、白麵包、含氫化油的食物)
沒有……-1
每星期一次……1
每天一次……2
每天兩次以上……3

(8)你常喝酒或碳酸飲料嗎？
沒有……-1
偶爾喝一次……1
每星期兩次……2
每星期四次……3
每天……4

(9)你有食用二十五公克以上膳食纖維的習慣嗎？
每天……-1
兩天一次……1
偶爾……2
沒有……3

(10)你有食用益生菌、益菌生、益生菌生成物的習慣嗎？
每天……-1
兩天一次……1
偶爾……2
沒有……3

活動狀況

(11)你多久做一次運動？（包括慢跑、伸展操、太極拳、瑜伽、氣功等等）

每星期至少五次……-1

每星期三次……1

每星期一次……2

沒有……3

(12)你常做有氧運動嗎？（強度低、有節奏、持續時間較長的運動至少三十分鐘以上）？

每星期四天……-1

每星期二至三天……0

偶爾做一次……2

沒有……3

(13)你每天睡眠時間有八小時嗎？

有……-1

每星期只有一次……1

偶爾一次……2

沒有……3

(14)你是否整晚都睡得很沉？且一覺醒來覺得精神飽滿？

是……-1

一星期只有一次……1

偶爾一次……2

沒有……3

(15)你的排便習慣？

每天至少有兩次……-1

每天一次……0

兩天一次……2

超過兩天一次……3

(16)你有便秘的經驗嗎？(二十四小時內未排便)

沒有……-1
每月一次……1
每星期一次……2
每天都會便秘……3

補充品

(17)你會服用綜合維他命及礦物質的補充品嗎？

每天……-1
一星期會服用幾次……0
一星期一次……1
沒有……2

(18)你會服用抗氧化劑的補充品嗎？(如：硒、維生素ACE、輔酶Q_{10}、番茄紅素、類黃酮素、綠茶萃取物、葡萄籽萃取物、褪黑激素、SOD等等)

每天……-1
一星期一次以上……0
一星期一次……1
沒有……2

(19)你會食用天然的草本植物嗎？(如：人參、枸杞、朝鮮薊、銀杏、山楂等)或其做成的產品嗎？

每天……-1
一星期一次以上……0
一星期一次……1
沒有……2

(20)你會喝天然的綠色飲料嗎？(如：明日葉、藍藻、桑葉、小麥草、綠色芽菜、綠茶)

每天……-1
一星期一次以上……0

一星期一次……1
沒有……2

(21)你有沒有食用乳清蛋白、大豆蛋白或優酪乳的產品？
每天……-1
一星期一次以上……0
一星期一次……1
沒有……2

壓力

(22)無論是在家中或開車、工作時，你是不是曾有憂慮不安及感到很有壓力的經驗？
幾乎不曾有過……-1
一星期中會有一至兩次……1
每天會有一至兩次……2
整天都有此現象……3

(23)你是否有吸煙或吸二手煙的習慣？
幾乎沒有……-1
一星期中會有一至兩次……1
每天會有一至兩次……2
整天都有此現象……3

(24)你會使用放鬆藥物來紓壓嗎？
沒有……0
每個月一次……1
每星期一次……2
每天……3

(25)你會發怒或憂鬱嗎？
沒有……0
每月一次……1
每星期一次……2
每天……3

(26)你會有莫名的懼怕或沮喪現象嗎？

沒有……0

每月一次……1

每星期一次……2

每天……3

醫藥狀況

(27)家中多少人有以下狀況——癌症、糖尿病、肥胖、心臟疾病、膽固醇過高、高血壓、痛風、憂鬱症？

沒有……-1

一人……0

二人……1

三人以上……2

(28)二十七題中的所有狀況中，你本身有幾樣？

沒有……-1

一樣……1

二樣……2

三樣以上……3

(29)你有頭痛、胃不舒服、視力模糊、聽力障礙、膽囊疾病、感冒、細菌或病毒感染、膀胱炎、尿道炎的情形嗎？

幾乎沒有……-1

一年兩次……1

一個月一次……2

每個月兩次以上……3

(30)你曾暴露在大量重金屬或農藥、殺蟲劑、除草劑、消毒液、家庭用清潔劑的環境中？

幾乎沒有……0

每月一次……1

每星期一次……2

每天都有……3

【評量結果】

小於-10：恭喜你！你的健康狀況極佳！

-10～0：你目前的體內賀爾蒙平衡且健康狀況良好。

0～5：你的健康狀況還可以，建議調整一下生活型態及飲食習慣，以防止老化及毒素累積。

5～15：你需要改變生活型態，建議定時進行斷食排毒及運動，否則健康會出問題。

15～25：你的賀爾蒙及生理狀況已出問題，需從飲食、運動、睡眠及壓力方面調整改變，建議進行中長期斷食排毒來改善健康。

大於25：你的生活方式會讓你快速老化及影響身體健康，所以請盡快做出調整，進行全方位的排毒吧！

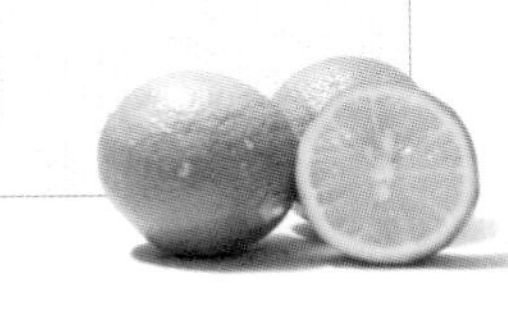

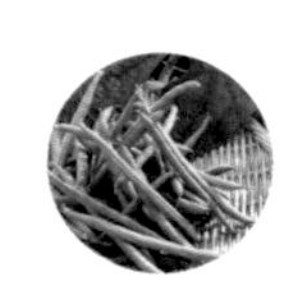

身體的毒從哪裡來？

我們身體的毒，簡單來說可分為體外的毒和體內的毒。外在的毒素種類繁多，可能經由飲食、呼吸、接觸等各種方式進入到身體裡，而內在的毒則是身體進行營養代謝之後的廢棄物，例如消化（分解）蛋白質產生尿酸和尿素、消化（分解）葡萄糖產生乳酸、消化（分解）脂肪產生過多膽固醇、游離脂肪酸、丙酮酸等酸性物質。另外，死亡的細胞，如果沒有經由正確管道定期有效地排出，繼續累積在體內也會成為「毒」。

身體代謝後產生的物質，是造成心血管疾病的一大原因。尿酸是蛋白質的代謝物，血栓是人體自行產生的一種蛋白質，不好的膽固醇則是造成動脈粥狀硬化的主因，這些堆積在我們血液裡的廢棄物質，跟著血液一起循環，讓血液變得濃稠，因而造成心血管疾病，嚴重時會讓血液無法順利通過。在國人常見的十大死因中，有三成以上都是因為血液循環系統出問題造成的。

根據台灣大學分子研究所的一項研究指出，我們體內死去的細胞如果「起死回生」，很可能就會致癌。

死亡細胞不僅包括死去的白血球、紅血球等等，組織細胞和病毒作戰後的殘骸也是死亡細胞的一種。當這些死去細胞無法被代謝乾淨，長期滯留在體內時，容易造成自體免疫系統疾病或是過敏、發炎反應，而部分死亡細胞則會起死回生，影響身體的組織和器官功能，長久下來容易產生病變，甚至成為致癌的元兇。

內在的毒：新陳代謝後的殘留物

1. 乳酸
2. 游離脂肪酸
3. 異常蛋白質
4. 尿素
5. 尿酸、尿酸結晶體
6. 無機鈉
7. 血栓
8. 死亡的紅血球及白血球
9. 酸化油

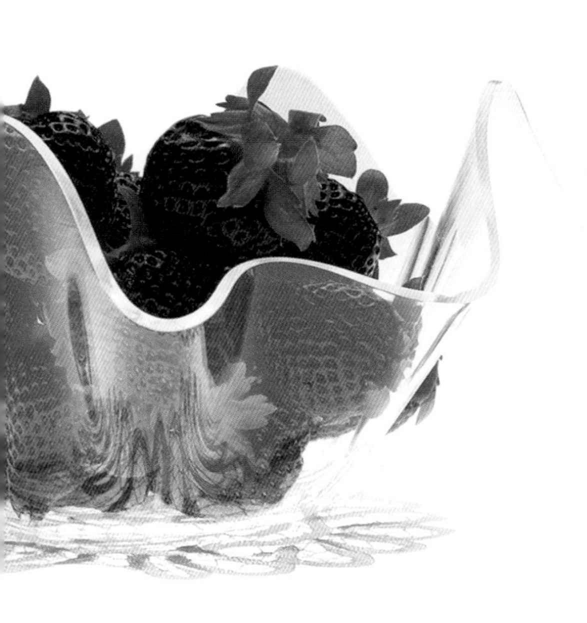

10. 氫化油
11. 重金屬
12. 農藥

小心！來自體外的毒素危害

身處在現代的物質環境之中，我們可能接觸到的外在毒素多到數不清。任何在生活中可能吃進、接觸到的物質當中都可能含有毒素，其中某些成分可能對身體產生特殊的危害。以下是我們最常接觸到的毒素：

鋁：加速退化病症的導火線

西元一九八九年，世界衛生組織正式將鋁列入食品污染物名單中。鋁對於肝、腎和神經系統危害甚大，嚴重的話可能導致腦神經退化、記憶力減退、性格異常，甚至痴呆。一項醫學研究報告也指出，老年痴呆症患者腦部中的鋁含量，高出健康者約十至三十倍！

現在許多小孩有過動傾向，老人家容易亢奮、失眠、憂鬱，常常都是因為體內累積了過量的鋁所引起的。

一般胃藥中的制酸劑都含有氫氧化鋁，很多消炎藥、止痛藥中也有同樣的成分。我們烹飪時使用的鋁鍋、鋁箔紙、烤肉架及飲料罐大多都是鋁製品，可不要以為它們只是一般的容器或鍋具，當鋁製品碰到酸性物質，當中的鋁就可能被溶解出來而滲透到食物之中。

砷：古代砒霜在現代一樣是劇毒

砷就是中國古代常見的毒藥「砒霜」，在體內累積太多會造成神經系統的傷害，引發重金屬中毒，長期下來還有可能造成腎衰竭。

現代生活中可說危機四伏，許多殺蟲劑、洗衣精和農藥裡都含有砷，這些含砷物質會造成四周的環境污染，倘若我們再將受到污染的海產和飲用水吃進身體，毒素就會以食物鏈的方式進入體內，影響健康。

鎘：注意米的來源，還有電池別亂丟！

鎘是提取鋅的副產品，多用於電鍍工業，其次可作為鎳鎘電池、染料、塗料色素及製造塑膠的穩定劑，比其他重金屬更容易為農作物、蔬菜和稻米所吸收。國內曾經喧騰一時的鎘米事件，就是導因於工廠排放廢水至灌溉渠道污染農田所致。

鎘也存在於一些殺菌劑、飲用水和肥料之中，許多受到空氣、土壤污染的穀類作物，甚至一些咖啡、茶和碳酸飲料中也含有鎘的存在。抽煙者更是經常接觸高濃度鎘的危險群，即使不抽煙，常吸二手煙的人也會受到影響。

另外，鎳鎘電池也是嚴重的污染來源，只要一顆電池就足以污染一平方公尺的土地。因此環保團體常常呼籲大家要妥善回收電池，目前國內的廢電池回收率還不到三成，推廣空間仍有待努力。

銅：綠牡蠣事件的元兇

銅的常見來源是銅製的炊具和水管、工業園區及清洗廢五金排放的廢水，也可能存在於我們常使用的燙髮劑之中。我們身體如果吸收了過量的銅，容易引起黏膜發炎、腹瀉等後遺症，以及一些情緒方面的病症，如憂鬱症、自閉症、行為異常、精神分裂、老年痴呆症等。

國內曾發生過食物含銅過量的「綠牡蠣事件」，業者在出海口附近養殖的牡蠣因為吸收到大量「銅離子」，顏色轉變成綠色，這表示這些牡蠣體內蓄積了高量的銅，倘若吃下去，後果將不堪設想。

鉛：會遺害下一代的重金屬之毒

鉛是生活中最普遍、也是最嚴重的重金屬毒素之一，舉凡含鉛汽油、油漆、馬口鐵罐頭、殺蟲劑、香煙、電池、鉛水管中都含有鉛，有些玩具被檢測出含鉛濃度過高的報導也時有所聞。

鉛不僅影響我們的健康，百分之九十的鉛還能夠通過母親的胎盤傳給胎兒，這也是為什麼很多小嬰兒一出生就有鉛濃度過高的現象，因而出現生長遲緩和神經系統方面的問題。

現代人因為鉛中毒發生行為異常和發育不全的人數也大為提高。以我的觀察，在小學裡，一個班級內可能就有兩、三位學童出現過動、自閉或行為異常等現象。也有研究報告指出，血液中含鉛濃度高於一般值的學童，平均身高會較一般同年齡的孩子來得矮，發生猝死的機率也比較高。

汞：無所不在的最毒重金屬

汞是最毒的重金屬，比鉛還毒！在我們生活中常隱藏含汞的用品，包括：體溫計、燈管、量血壓計、補牙用的銀粉、含汞的化妝品。

汞是一種積聚性的毒素，它會阻礙營養進入腦細胞和廢物自腦細胞排出的能力，因此細胞容易產生病變，造成自體免疫功能異常，甚至造成永久性的心臟疾病、腎臟疾病及呼吸系統疾病等。

補牙銀粉也是接觸汞的主要來源之一，根據統計，目前美國有一億八千萬人口的牙齒裡含有汞合金的補牙銀粉，而一顆補牙銀粉就足以釋放出三到十七毫克的汞；因此有復發性感染疾病困擾的人，如果把牙齒中的銀粉除去，大部分的問題也會隨之消失。我自己就曾碰過一個案例，有一位護士身患念珠菌感染一直好不了，後來我建議她把口腔內四顆補牙的銀粉換掉，果然改善了不少狀況。

鋅：避免攝取過量，導致貧血

鋅是我們身體必要的礦物質，和賀爾蒙與生殖系統有很大的關係，可以維持前列腺正常功能、調節油脂腺體正常分泌等；除此之外，我們體內有數百種酵素也和鋅有關，鋅與成長發育可說是息息相關。

然而，特別需要注意的是，人體內如果鋅過量，容易產生貧血、白血球異常等病變，或是導致身體免疫功能下降。在許多海鮮類食物和綜合維他命中都含有特殊的鋅，而雄性動物的生殖器中，鋅更是豐富。在中國人習以為常的「吃什麼補什麼」觀念下，建議還是要控制攝取量，避免食用過量。

氯：這就是我們用的水嗎？

我曾經在電視上做過一個實驗證實，若用自來水清洗蔬果，則蔬果會吸收自來水中的氯，我們在生吃蔬果的同時，也把氯一起吃進了肚子裡。

雖然大部分的氯經過煮沸之後就會揮發掉，但我們的皮膚吸收到氯，容易造成乾燥、過敏，也容易導致髮色變黃、乾燥斷裂，有過敏體質的人更是容易因為氯而引發過敏或氣喘。

我到美國、加拿大演講時，發覺餐廳倒給客人喝的水中都有氯的味道。在國外，生喝自來水是很普遍的事情，當地人似乎早已習以為常了。但是在美國癌症協會的網站上有一項報告指出，常飲用含氯水的人，罹患膀胱癌的機會是其他人的兩倍。最普遍的水污染質是各種三鹵素甲烷，其中所含的三氯甲烷容易致癌。美國人習慣直接喝含氯的自來水，因此膀胱癌患者人數位居全美癌症排行前十名。

想要安全又完全地去除飲用水中的氯，我建議在水龍頭上加裝過濾裝置。如果無法以過濾水清洗蔬果，則盡量縮短清洗時間。由於氯會降低蔬果中的營養成分，尤其是水溶性維生素，因此蔬果最好不要等到削皮之後才清洗。

另外，盡量用淋浴的方式洗澡，除了節省用水，還能減少皮膚對氯的接觸和吸收。

體外常見毒素檢視表

汞→燈管、體溫計的填充物、化妝品、補牙銀粉、殺菌劑、工業污泥、油漆、亮光漆、大型海魚、紋身油墨、瀉劑。會刺激中樞神經引發中毒，產生目盲、耳聾、肌肉運動神經失調、對光線過度敏感，甚至出現貧血、失眠、憂鬱、掉頭髮、皮膚炎、過敏、腎衰竭、子宮內膜異位等。

鎘→電池、染料、塑膠等製品的穩定劑、殺蟲劑、殺菌劑、飲用水、肥料、米、穀類、咖啡、茶。是有累積性的劇毒，能濃縮積聚於肝、腎、胰臟和甲狀腺等器官中，導致子宮內膜異位、生長機能衰退、貧血，以及破壞腎臟功能。

鉛→含鉛汽油、油漆、自來水鉛管、電池、香煙、罐頭食品、殺蟲劑、除草劑、農藥、飲用水、玩具、鉛筆。是最毒的重金屬之一，造成肝腎、心臟、神經系統受損、免疫力衰弱、牙齦變藍、貧血、失明、失智、不孕、陽萎。

鎳→炊具、水管、肥料、氫化油、香煙。會影響黏膜、皮膚和神經系統的功能，造成過敏、失眠、過動等。

鋁↓飲用水、消炎止痛藥、炊具、鋁罐、鋁箔紙、制酸劑、加工乳酪。會沉積在人體的肝、肺、脾臟中，容易使心肌、血管產生收縮，增加心跳和血壓，以及神經等中毒。

鋅↓海鮮食物、含鋅藥片、雄性動物生殖器。鋅慢性中毒會引起貧血、白血球異常、免疫力受損、體重減輕等症狀。

砷↓殺蟲劑、除草劑、洗衣劑、飲用水、鹽、海鮮食物、香煙。食用超過一百毫克，會產生嚴重中毒；微量積聚在體內，則會造成慢性中毒、腎衰竭、頭痛、指甲變色、癌症及烏腳病。

銅↓炊具、啤酒、水管、殺蟲劑、滅菌牛奶、燙髮劑、飲用水、井水、牡蠣。過多的銅會引起嘔吐、肝中毒、低血壓，含量若每公升超過一百毫克，甚至會引起胃腸黏膜炎、腹瀉、血色沉著症及破壞腎臟功能等。

錳↓殺蟲劑、洗衣劑、飲用水、染髮劑、蔬果及精緻食物。過多的錳會聚集在肝、腎臟中，產生錳中毒，患者會產生類似腦炎症、昏睡、巴金森氏症、浮腫現象。

硒↓受污染之水源及土壤。會造成齲齒，並累積在肝、腎、脾臟中，嚴重時形成癌症。

化學毒素↓食品添加物、化學色素、防腐劑、溶劑、殺蟲劑、殺菌劑、化學藥劑、養殖用藥、農藥。易引起皮膚炎、支氣管炎、疲勞、頭痛、破壞免疫系統、內分泌系統及各器官功能，嚴重時將導致癌症。

氯↓自來水、消毒水、漂白劑。破壞皮膚細胞及免疫系統、增加肝、腎負擔及呼吸道過敏。

殺蟲劑、**除草劑**↓五穀雜糧類、豆類、蔬果、飲用水。造成環境生態污染及人體細胞病變，長期累積體內、身體無法清除時，將導致肝、腎受損、氣喘、鼻炎、氣管炎、嘔吐、腸胃炎、疲倦、頭痛、濕疹、憂鬱症等問題，甚至造成各種癌症。

抗生素、類固醇、生長激素→藥物殘留、養殖動物藥物殘留。容易造成病菌抗藥性，未來疾病將無藥可醫。幾乎所有藥物都會造成肝、腎負擔及衰竭、肝硬化、心血管疾病、疲勞、食慾不振、過敏、內分泌失調等等問題。

環境賀爾蒙→戴奧辛類物質、塑膠類物質、界面活性清潔劑及乳化劑、油漆塗料、製造殺蟲劑或除草劑的副產物。對生物的內分泌系統產生障礙，導致突變、致癌、影響生殖及發育系統，造成肝功能、造血功能及脂肪代謝、免疫力異常。

電磁波、游離輻射→變壓器、高壓電線、行動電話、微波爐、家電用品、衛星及雷達設備、輻射污染之水源及建材（鋼筋）、醫療放射線診斷及治療、核電廠殘餘輻射。累積在體內會破壞細胞ＤＮＡ遺傳給下一代、促使自由基形成，傷害皮膚細胞及免疫系統，造成細胞老化、器官病變甚至於癌化。

多吃藥不但不能治病，反倒傷身

台灣人服用最多的藥物，第一名是止痛藥，第二名是胃藥，在吃止痛藥時往往也會搭配胃藥以避免傷胃。

事實上，藥是有毒性的，吃多了反而傷腎。台灣洗腎人口的成長率居世界第一，其中主要原因和藥物使用不當有關，像是減肥藥、感冒藥、壯陽藥等的濫用十分普遍。許多中藥材中也含有肝毒性成分，食用過量也會加重腎臟負擔。

除了上述這些常見毒素之外，來自身體外在的毒素還有很多，例如食品添加物、農藥殘留等等，在我的第一本書《不能吃的秘密》中都有詳細介紹。

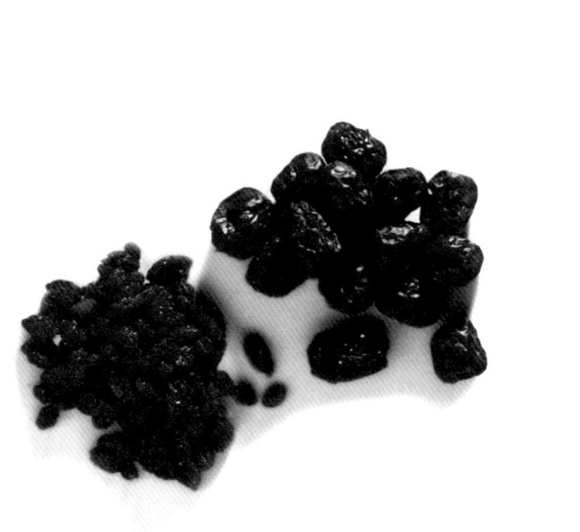

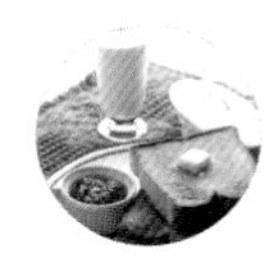

久毒成疾病：慢性病是有毒的生活造就出來的

日本曾做過一項研究，研究人員採集人體的宿便，以生理食鹽水稀釋後灌進老鼠的身體裡，結果採用每天無便秘者的樣本注入的老鼠存活，採用便秘超過三天以上者的樣本注入的老鼠卻死亡了，這就是體內的毒所造成的影響。

人類自體本身就具有解毒、排毒的功能，我們體內也會產生許多解毒、抗氧化、抗自由基的酵素，但是隨著年齡增長、外在毒素的入侵和累積，這些酵素會隨之減少。有數據顯示，嬰幼兒體內擁有的酵素是老年人體內的一百倍。

毒素累積是引發常見慢性病的病灶

我常說：「人體約有六十兆個細胞，一個細胞病變其實沒什麼關係，因為要消滅一個病變的細胞簡直輕而易舉，但是如果是一千個、一萬個、一百萬個細胞出現病變，那可就不得了了！」

毒素就像宿便一樣，常常排出去就沒事，但如果一直累積下去，終有一天會爆發出疾病來。因為毒素是累積性的，在最終的爆發點之前，常常已經出現了許多小病小痛，只是很多人沒有把它當作一回事而已。

「常常過敏很久才會好？總是覺得手腳冰冷、身體疲憊……」一開始，這些小範圍的不適症狀，不至於讓人感覺到已經達到「生病」的程度，只要休息一下就能恢復。但如果這時候沒有意識到「小症狀」就是毒素開始累積的徵兆，持續過著飲食營養不均衡和充滿壓力的生活，或者讓體質繼續酸化，一段時間之後，身體就會從細胞開始，逐漸蔓延為一個組織的病變，最後發展成明顯的慢性病，例如心血管疾病、糖尿病，甚至癌症。

容易感冒、過敏？別忽視小症狀發出的大警訊

任何慢性病都不是一天造成的，在病症確定之前，其實都有跡可尋。

比如說，血壓、血糖出現異常前，其實會有一個高低起伏的過渡期，如果放任不管，讓它一直惡化下去，過了這個過渡期之後，身體會自然從「不平衡」中尋找到一個新的平衡點停下來，這時，血壓偏高的人就會一直都是高血壓，血壓持續偏低的人就成為低血壓一族，病症也就從此確定了。

當我們的胰島素分泌一直持續不足，最後就會形成糖尿病；倘若吃進去較高普林的蛋白質被分解成尿酸後，沒有足夠的酵素可以把它分解代謝，累積在身上就成了痛風，這兩者都是屬於新陳代謝系統的疾病，表示你的代謝排毒在很早以前就出了問題，因此不妨細心觀察，在此之前，身體是否曾歷經一段時間的體重過重、尿酸過高、血糖過多，容易長脂肪瘤、息肉，皮膚與嘴唇較黑等現象，因為這些症狀都是慢性病形成的前兆。

一個沒有生病的人，不會明顯感覺到毒素正在累積，但是當自己真正感覺到體內的毒已經發揮作用時，往往都已經「久毒成大病」。我經常在課堂上提醒學生們，不要忽略身體的任何小症狀，每個小症狀的背後代表著這個器官組織可能已經亮燈警告，不妨趁著症狀還輕微的時候，以運動和食療的方式進行改善。經常感冒、發燒、皮膚過敏，這些都是免疫系統方面的問題，不妨從增強免疫力的食療做起，趁早改善，才不至於釀成大病。

你有哪些不自知的慢性病症？

呼吸系統→感冒、咳嗽、喉嚨痛、鼻子過敏、鼻竇炎、流鼻涕、多痰、鼻塞、氣喘、慢性鼻炎、傷風、打鼾、聲音沙啞、鼻中膈彎曲、口腔鼻咽癌、咽喉炎、肺氣腫積水、肺炎、支氣管炎、過敏性鼻炎、花粉熱……

免疫系統→體質差、身體虛弱、扁桃腺腫、皮膚過敏、容易感冒、細菌感染、皮膚易瘀血、久藥不癒、良性瘤、惡性腫瘤、紅斑性狼瘡、白血球過多、血癌、愛滋病、淋巴瘤、扁平疣、脾臟炎、多發性硬化症、重症肌無力、僵直性脊椎炎……

循環系統→血液循環不良、手腳冰冷、手腳痠麻、肩頸痠痛、抽筋、血管硬化、動脈硬化、膽固醇過高、高血脂、血栓、腦溢血、高血壓、低血壓、心臟病、心肌梗塞、貧血、心律不整、心臟衰弱、皮下出血、中風、靜脈曲張……

內分泌系統→經期不順或太長、經痛、腰痠背痛、情緒不安、元氣喪失、發育不良、操勞過度、體力衰退、容易疲倦、腿抽筋、肌肉萎縮、甲狀腺炎、腦下腺失調、內分泌失調……

消化系統→食慾不振、消化不良、胃酸過多、胃痛、打嗝、腹脹、上吐下瀉、胃腸脹氣、疲勞、火氣大、口乾舌燥、口苦口臭、米黃舌苔、胃潰瘍、胃出血、胃下垂、慢性胃炎、十二指腸潰瘍、A型肝炎、B型肝炎、C型肝炎、肝硬化、肝功能不良、脂肪肝、膽囊炎、膽結石、黃膽病、盲腸炎、肝腫瘤、便秘、內外痔瘡、藥物、食物中毒……

神經系統→焦慮、健忘、記憶差、思路不清、偏頭痛、失眠、手腳發麻、腦神經衰弱、壓力大、智能衰退、帕金森氏病、老年痴呆症、精神病、中風、神經痛、癲癇、坐骨神經痛、尾骨痠痛、頸椎痠痛……

新陳代謝系統↓體重過重、尿酸過高、脂肪過多、血脂過高、痛風、血糖過多、脂肪瘤、皮膚與嘴唇較黑、慢性疾病、皮膚色素增加、息肉、腫瘤……

關節系統↓腰痠背痛、關節痠痛、退化性或風濕性關節炎、肌肉痠痛、軟骨症、運動扭傷、骨質疏鬆症、關節無力、痛風、骨刺、風濕病、網球肘、肩胛骨痠痛、五十肩、骨折、韌帶受傷……

皮膚系統↓青春痘、皮膚無光澤缺彈性、黑斑、雀斑、皮膚瘤、脫髮、富貴手、濕疹、皮膚病、老人斑、汗腺與皮脂腺功能欠佳、粉刺、香港腳、灰指甲、牛皮癬、妊娠紋、紅癬、汗斑、水痘、紫斑症、白斑症……

感覺系統↓近視、遠視、散光、老花眼、亂視、青光眼、白內障、眼睛怕光、眼屎、角膜炎、結膜炎、眼睛發黃、眼睛會癢、針眼、眼白血絲、視網膜剝離、飛蚊症病變、耳鳴、重聽、中耳炎、頭暈、暈車、暈船……

生殖系統↓女性不易受孕、更年期障礙、性能力衰退、性生活不協調、陰道搔癢、子宮瘤、子宮炎、卵巢囊腫、卵巢炎、陰道陣痛、性病、性冷感、男性精子過少、陽萎、攝護腺腫大、睪丸充血……

泌尿系統→尿失禁、排尿疼痛、頻尿、遺尿、膀胱無力、浮腫、血尿、尿路阻塞、腎腫瘤、腎臟病、腎結石、膀胱結石、膀胱炎、腎功能衰退、輸尿管炎、慢性腎衰竭、尿蛋白、尿路結石、尿毒症、洗腎……

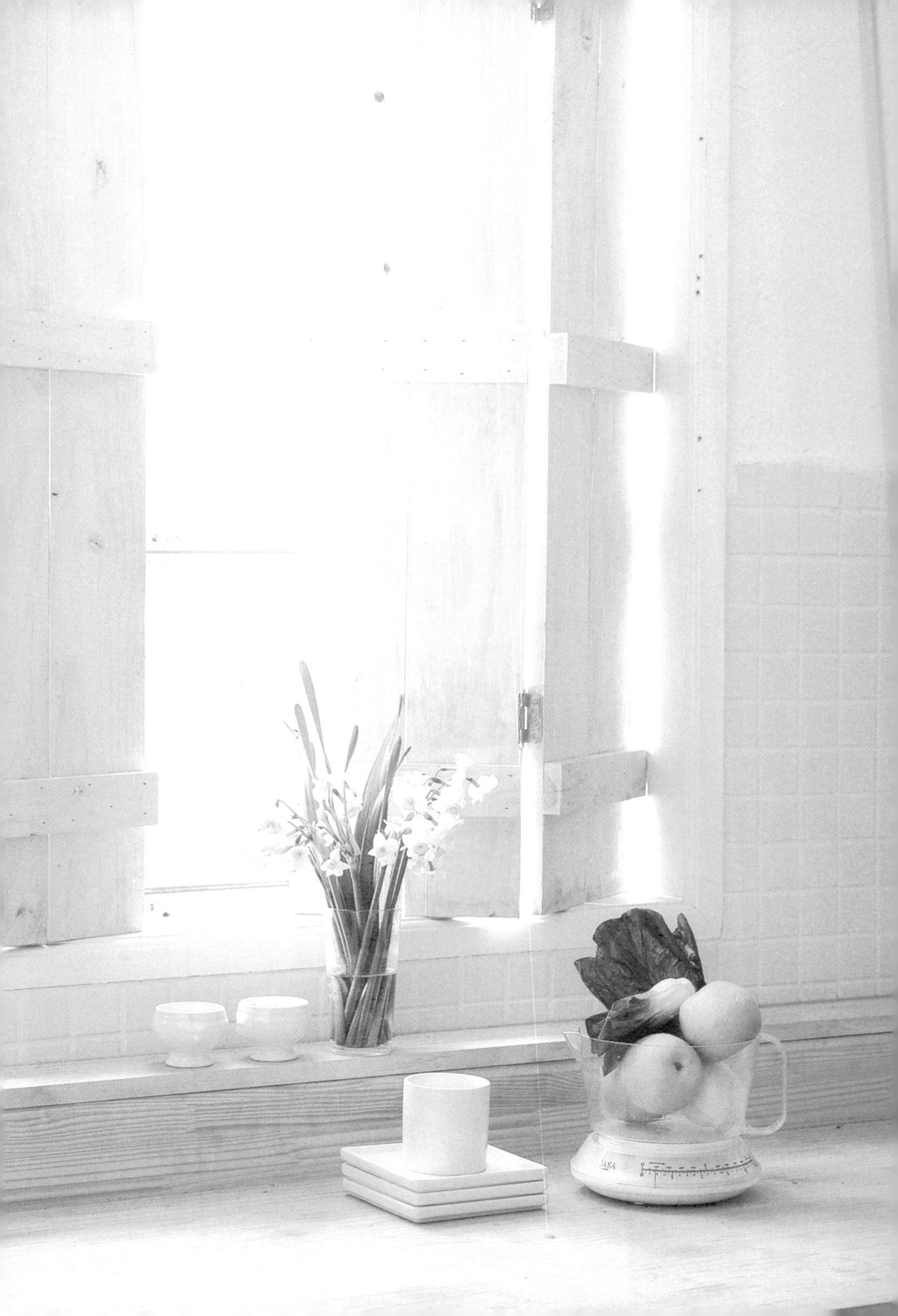

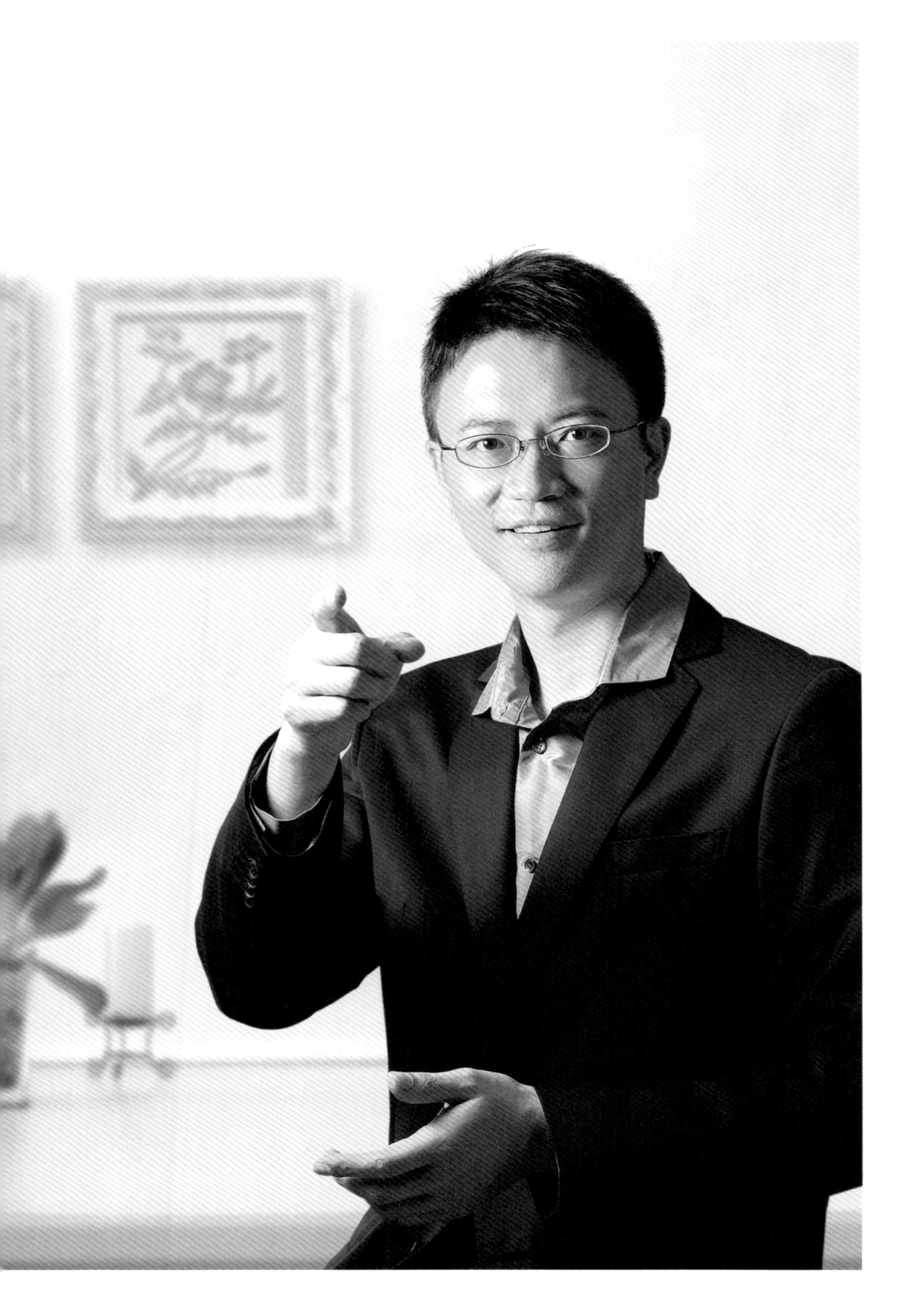

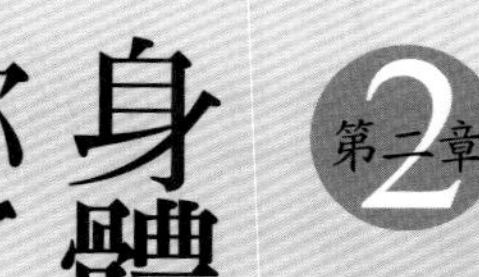

第二章 2

身體如何排毒，你了解多少？

「三通」，就是排汗、排尿和排便都要通暢。
「三順」，就是「精」、「氣」、「神」要順。
精指的是內分泌，氣指的是血氣，神就是精神、心智，
這三方面都要保持平順。
「三通三順」，才能達到完全排毒的境界。

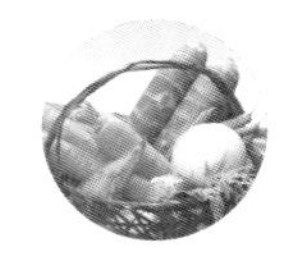

默默工作的肝，是身體最大的解毒工廠

三通三順

面對來自體外的毒素以及體內自行製造的毒素，我們的身體具有自我排毒的本能。人體主要的排毒器官包括最大面積的皮膚、掌管呼吸的肺、負責排尿的腎臟、排便的大腸，以及擔任解毒要務的肝臟，其中排毒量最大的就是汗水、尿液和糞便。

身體要順利排毒，首先要維持排毒器官和排毒系統「三通」。所謂「三通」，最基本的就是排汗、排尿和排便都要通暢。

基本上，身體排毒的首要條件就是要維持這三項排毒機制暢通無阻。「排汗」可以排出脂溶性的、重金屬類的毒素，「排尿」可排出水溶性的毒素，「排便」則排出綜合性的毒素。

除了「三通」之外，還要「三順」。所謂「三順」，就是「精」、「氣」、「神」

要順。精指的是內分泌，氣指的是血氣，神就是精神、心智，這三方面都要保持順暢，所以內分泌要順，血氣要順，心理層面也要健康、無壓、平順，這樣才能達到完全排毒的境界。

最大的解毒化工廠

肝臟是人體最大的腺體，位於人體右上腹部的肋骨內，體積大且重達約一點五公斤，佔體重的百分之二到二點五，但它沒有神經分佈，是個無聲無息、日夜默默運作的器官。肝臟具有許多生理功能，包括營養分解、合成、代謝與儲存、解毒、賀爾蒙及膽固醇的平衡作用及血液循環等等，其中與排毒相關的功能之一，就是分泌膽汁和酵素。

肝臟所分泌的膽汁具有兩項特別的功能：排毒和消化脂肪。膽汁是消化脂肪時不可或缺的要素，它除了可將脂肪分解乳化成小微粒，使其容易消化、吸收，還可以幫助脂溶性維生素Ａ、Ｄ、Ｂ、Ｋ的吸收，加速鈣的利用。

肝臟所分泌的酵素，也在毒素的代謝上扮演非常重要的角色，不僅能處理掉由腸所吸收的毒素或廢物，同時也能去除血液中的有害物質。

集合肝臟所有的功能來看，它可說是我們身體解毒最大的化工廠。

肝臟的解毒機轉圖

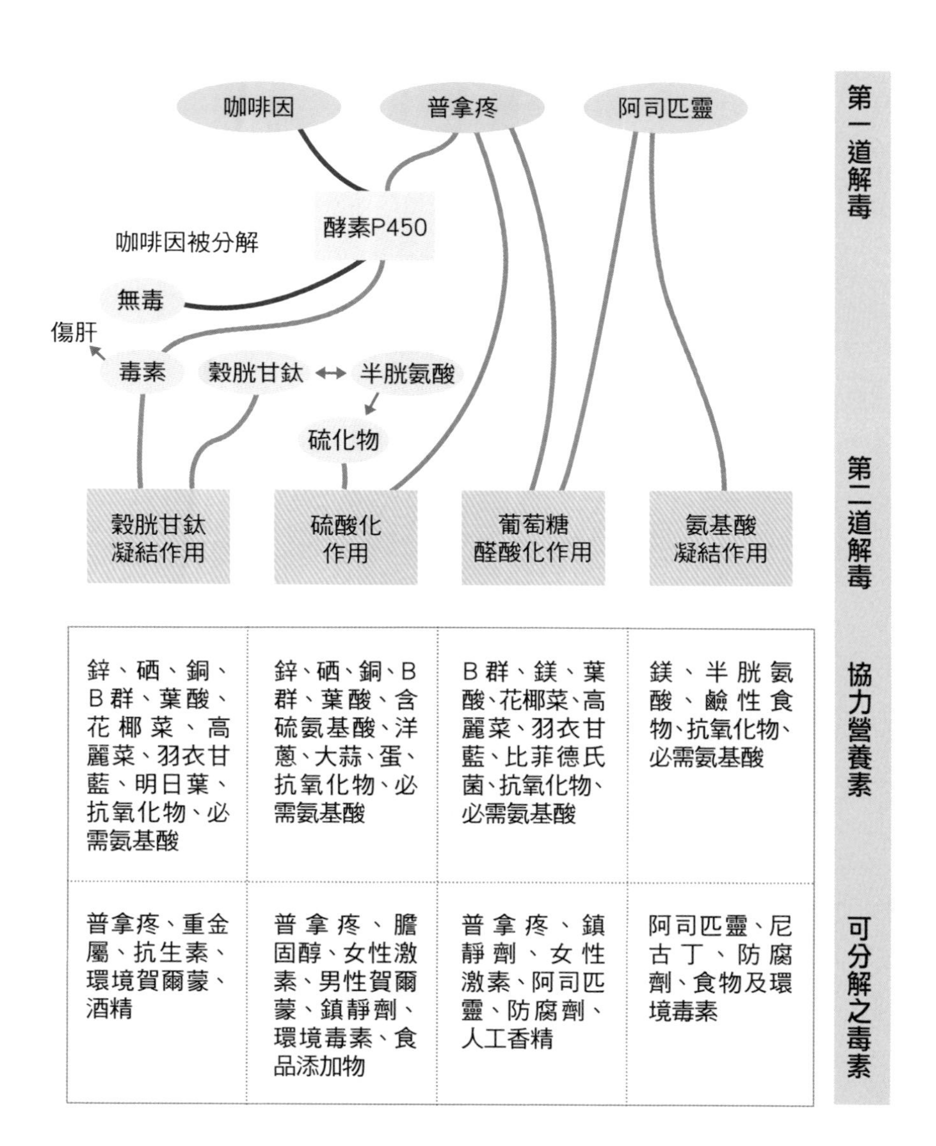
咖啡因
普拿疼
阿司匹靈
第一道解毒
酵素P450
咖啡因被分解
無毒
傷肝
毒素
穀胱甘鈦
半胱氨酸
硫化物
第二道解毒
穀胱甘鈦凝結作用
硫酸化作用
葡萄糖醛酸化作用
氨基酸凝結作用
協力營養素
鋅、硒、銅、B群、葉酸、花椰菜、高麗菜、羽衣甘藍、明日葉、抗氧化物、必需氨基酸
鋅、硒、銅、B群、葉酸、含硫氨基酸、洋蔥、大蒜、蛋、抗氧化物、必需氨基酸
B群、鎂、葉酸、花椰菜、高麗菜、羽衣甘藍、比菲德氏菌、抗氧化物、必需氨基酸
鎂、半胱氨酸、鹼性食物、抗氧化物、必需氨基酸
可分解之毒素
普拿疼、重金屬、抗生素、環境賀爾蒙、酒精
普拿疼、膽固醇、女性激素、男性賀爾蒙、鎮靜劑、環境毒素、食品添加物
普拿疼、鎮靜劑、女性激素、阿司匹靈、防腐劑、人工香精
阿司匹靈、尼古丁、防腐劑、食物及環境毒素

由這張圖看來，肝臟擁有很複雜的解毒機制。簡單地來說，可分為兩道過程：

肝臟的第一階段解毒機制：分泌酵素自救

當所有內在、外在毒素被送往肝臟時，肝臟的第一道防線就是分泌酵素，目的是將脂溶性毒素氧化、還原或分解成「水溶性中間物質」，以利第二階段的解毒。但是當我們身體狀況不佳時，例如熬夜、抽煙、喝酒、營養不均衡，肝臟就無法分泌出足夠的酵素來進行分解和排毒；或是經由第一道處理後仍為有毒的物質，尚須進一步進入第二道防線，否則中間產生物的毒性更強。

肝臟的第二階段解毒機制：尋求營養外援

第二階段的目的，是要把尚有毒性的「水溶性中間物質」轉變成無毒性的「水溶性終端物質」。由於毒素的種類不同，轉變的方式有七種，包括：穀胱甘肽凝結作用、氨基酸凝結作用、硫酸化作用、硫氧化作用、葡萄糖醛酸化作用、乙醯化作用、甲基化作用，這些作用都需要補充足夠的營養素來幫助解毒。舉例來說，當我們服用止痛劑、男性賀爾蒙或類固醇等藥物後，身體會需要大量的硫化物對這些物質進行硫酸化作用來分解代謝，這時就需要多補充大蒜、洋蔥等富含硫化物、鋅、硒的食物，來幫助肝臟進行硫酸化作用，將毒素中和成無毒的水溶性物質等較安定的化合物，再經由膽汁從腸道排出體外，或經由血液到腎臟，最後從尿液排出。

肝不好，排毒就不順！影響肝臟排毒五大主因

1.常吃高熱量、高油、高脂食物

如果經常食用含有飽和脂肪、高脂肪和氫化脂肪的食物，例如油炸食物，對於負責脂肪代謝的肝臟會造成莫大的負擔。長久下來，不但會累積過多的脂肪形成脂肪肝，甚至會造成肝臟硬化，大大地減低肝臟的排毒功能。

2.飲食無節制

經常暴飲暴食或飲食過量，都可能導致肝臟功能不全。當我們攝取了過多不必要的食物，肝臟除了負擔增加之外，還要處理食物中所含的化學物質；當肝臟過度使用，解毒功能自然就無法完全發揮作用了。

3.累積過多有毒物質

香煙、農藥、殺蟲劑、防腐劑，以及環境中的其他種種毒性物質，都會對肝臟造成傷害。即使這些毒素沒有累積在肝臟中，肝功能也會因其他器官（像是胰臟與腎臟）遭受毒素侵害而受損。

4.不當使用藥物

任何藥物對於身體而言，都算外來的非天然物質，這些外來物質會促使肝臟加倍工作，來中和藥物在體內所產生的作用，讓原本工作量就很吃緊的肝臟增加更多額外負擔。

5.經常酗酒

酒精對肝造成傷害是眾所皆知的事，當酒精囤積在體內，肝臟就需要大量製造分解酒精的酵素，如此一來，就會影響肝臟正常的代謝功能。

幫助肝臟排毒的自然排毒法

1.早晚各喝三百毫升的排毒水

在小麥草汁（原汁三十毫升）中，加入藍藻三公克、黑糖蜜一大匙、檸檬一顆以及朝鮮薊汁十五毫升，加水至三百毫升，早晚各喝一次即可。

2.簡單的養肝飲食

食物盡量不要混合吃，就能幫助血液保持乾淨，減少肝臟的解毒負擔。

第一天：三餐只吃各式各樣的蔬菜。
第二天：增加米飯攝取。
第三天：增加水果攝取。
第四天：增加魚類攝取。
第五天：增加芽菜、豆類攝取。
第六天：增加益生菌攝取（包括乳酸菌、ＡＢＣ菌、納豆菌等）。

3.每日進行一次咖啡灌腸

進行咖啡灌腸可以幫助肝臟解毒（關於咖啡灌腸的原理和詳細方法，將於第四章中做完整說明）

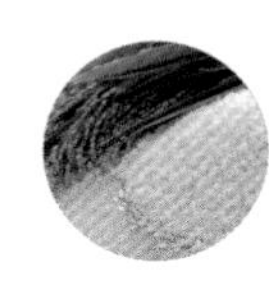

肝「膽」相照！與肝並肩作戰的排毒彈藥庫

在肝臟的下緣，黏連著一個大約雞蛋大小、容量約五十到一百五十毫升的器官，這就是膽囊。膽囊的功能在於儲存肝臟所分泌的膽汁，當食物進入腸道後，膽會將膽汁排入十二指腸，幫助脂肪類食物的消化及吸收。因此，肝膽不僅是身體解毒、排毒的好夥伴，而且「肝膽相照」，肝功能不好，膽的功能也相對下降。當膽功能出現問題，無法順利排出膽汁時，身體就無法順利消化、分解脂肪，而導致消化不良，廢物無法順利自體內排出，累積成對身體有害的毒素。

爲什麼會有膽結石？

國人最常見的膽囊疾病就是膽結石。在正常情況下，膽囊中的膽汁所含的膽汁酸、卵磷脂及膽固醇都有一定比例，才能維持膽汁的穩定性。但是當膽汁酸及卵磷脂減少、膽固醇增加時，膽固醇就會沉澱析出，慢慢累積而形成「結石」。

造成膽結石的主因，通常都是飲食過量、飲水不足、愛吃重口味食物，尤其是肉、油、糖和蛋白質吃得太多，以致肝功能受損，影響膽汁比例；或是膽汁排出不順暢，累積在膽囊中不斷被濃縮，而形成膽結石。

預防膽結石，排毒順暢有方法

其實三十歲以上的人，或多或少都會有一些膽結石或膽砂存在，有些人有感覺、有些人完全沒感覺，要看結石大小的程度而定。有些人在用餐後會出現腹部脹氣，或是吃完較油膩的食物後有腹瀉的情形，有可能是膽結石造成的。以下的方法可以預防膽結石：

1.早餐時攝取適當的冷壓植物油，可以幫助膽囊的收縮和膽汁的排空。建議在百分之百有機蘋果汁一百五十毫升中，加入有機亞麻仁籽油或有機冷壓橄欖油十五毫升，每天早餐時喝，作為預防。

2.注意蛋白質及脂肪的攝取不宜過量。

3.在日常飲食中增加纖維素的攝取量，可以降低膽汁中的膽固醇比例，預防結石產生。

幫助排除膽結石的七天自然排毒法

這套飲食方法的原理是以蘋果汁來軟化結石、以檸檬汁來軟化膽管，再加上補充有機亞麻仁籽油或有機冷壓橄欖油，促使膽汁分泌，以大量膽汁把結石沖出膽囊，排出體外。連續施行七天之後，即使是如草莓般大或是小如細沙的結石都能排出。之後可以一年做一次，作為身體例行保養，即使沒有結石的人也可以進行。

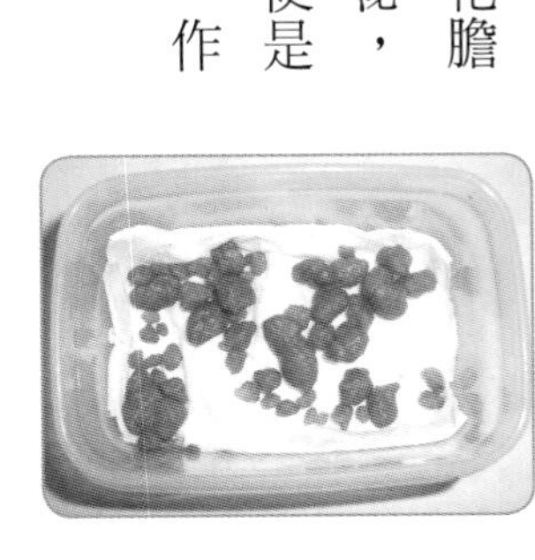
排出的膽結石

第一至五天：

◎每天早、中、晚、睡前各喝一杯兩百五十毫升的百分之百有機蘋果汁。一天四杯，在飯前或兩餐之間飲用。

◎早餐時飲用有機亞麻仁籽油十五毫升，連續飲用五天，飲食如平常。

◎每天飲用有機胡蘿蔔汁三百至五百毫升，分多次喝完。

第六天：

◎下午一點以前：不可食用任何含有油脂的食物。

◎下午一點以後：開始禁食，並且停止飲用蘋果汁。一直到第二天早上排泄完為止，除了飲用水以外，一概不得進食。

◎下午六點：喝一杯兩百五十毫升的溫開水，加綜合蔬果酵素錠三顆。

◎晚上八點：喝一杯同樣的溶液。（同上）

◎晚上十點時：再喝一百二十五毫升有機新鮮檸檬汁與一百二十五毫升與有機亞麻仁籽油或有機冷壓橄欖油的混合液。

◎在飲用檸檬汁與有機亞麻仁籽油的混合液後，可熱敷右腹部，並且採右側臥姿，使膽管充血擴大，以利排石。

第七天：

早上如廁時就會排出結石，浮在水面的綠色油狀圓形物即是結石。

排膽結石自然飲食法七日時程表

第一至五天	時間	排膽結石飲食內容	活動
起床	上午七點	有機胡蘿蔔汁一百五十毫克，奶薊草或薑黃	腹式呼吸
早餐前	上午八點	有機蘋果汁二百五十毫克＋有機亞麻仁籽油十五毫升	腹部按摩
餐間	上午十點	有機胡蘿蔔汁一百五十毫克	
午餐前	上午十一點半	有機蘋果汁二百五十毫克	腹式呼吸
餐間	下午三點	有機胡蘿蔔汁一百五十毫克	
晚餐前	下午五點半	有機蘋果汁二百五十毫克	腹式呼吸
就寢前	下午十點	有機蘋果汁二百五十毫克＋綜合酵素錠三粒	腹部按摩
第六天	時間	排膽結石飲食內容	活動
起床	上午七點	有機胡蘿蔔汁一百五十毫克	腹式呼吸
早餐前	上午八點	有機蘋果汁二百五十毫克＋有機亞麻仁籽油十五毫升	腹部按摩
餐間	上午十點	有機胡蘿蔔汁一百五十毫克	
午餐前	上午十一點半	有機蘋果汁二百五十毫克	腹式呼吸
下午六點		溫開水二百五十毫克＋綜合酵素錠三粒	
晚上八點		溫開水二百五十毫克＋綜合酵素錠三粒	腹式按摩
就寢前	下午十點	有機新鮮檸檬汁一百二十五毫克與有機亞麻仁籽油一百二十五毫升的混合液	熱敷腹部並右側臥十五分鐘

平日	時間	排膽結石飲食內容	活動
起床	上午七點	三百毫克水+新鮮檸檬汁三十毫克+奶薊草或薑黃	腹式呼吸
早餐前	上午八點	有機蘋果汁二百五十毫克+有機亞麻仁籽油十五毫升	
就寢前	下午九點	二百五十毫克溫開水+綜合酵素錠三粒	腹部按摩

注意事項：

◎結石排出後，胃口會變得比較好，切記不可因此吃得太飽而傷胃。

◎結石排出後，可以食用奶薊草或朝鮮薊加植物性綜合酵素，奶薊草中含有稱為水飛薊素的類黃酮物質，具有能修復肝臟與保健的成分，活化肝臟機能、預防肝臟疾病。

◎此飲食法是針對患有膽結石者所設計，但對治療腎結石或膀胱結石無效。

◎每個人膽結石的大小及數量都不一樣，如果第一次排出不多，可間隔一星期後再進行一次。

◎如果第一次排出的結石量很多，則表示體內結石量可能不少，同樣需要一星期後再重新進行一次，以確定完全排淨。

腹式呼吸方法

所謂「腹式呼吸法」是指吸氣時讓腹部凸起，吐氣時壓縮腹部使之凹入的呼吸法。透過腹式呼吸，能使體內含氧量大大增加，全身血液循環暢通，去除活性氧（就是所謂的自由基）、促進淋巴液循環，腹部內臟也能因呼吸受到有規律的刺激。正確的腹式呼吸法為：

吸氣↓用力以鼻子吸氣，要吸到感覺腹部充滿空氣而鼓起，吸到不能再吸為止。然後屏住氣息，不能馬上呼氣，維持四秒鐘。

呼氣↓緩緩地用嘴將氣吐出，輕輕地吐氣不要中斷，約八秒鐘把氣完全吐完。

以此方法反覆進行數次即可。

腹部小腸、大腸按摩方法

身體保持仰躺，以肚臍為中心，約兩個手指幅度，以順時針方向，用繞圈方式進行揉壓按摩，按壓深度以手指的第一節至第二節關節長度為原則，圈圈慢慢擴大，推向左下腹結腸的部位，這個方向就是腸道蠕動、推擠排泄物至直腸的方向。之後身體右側躺，加強左下腹部的大腸按摩，每次揉捏十次，重複五到十分鐘即可。

按摩之後，可以做腰部旋轉運動和輕拍腹部的動作，加強腸道蠕動。

腹部肝臟按摩方法

身體保持仰躺，按摩前拿一條熱毛巾，先熱敷右上腹部三十秒至一分鐘，用繞圈的方式，在右肋骨下面以三根手指頭做揉壓按摩，深度以手指的第一節關節長度為最佳，一回按十下，每次三到五回，按摩時記得要吐氣。

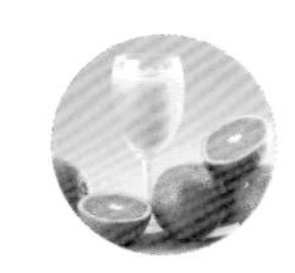

賴以呼吸的肺，是身體的空氣清淨機

一般人大約一分鐘呼吸十五次，也就是說，我們的肺臟一天會有將近兩萬多次的空氣進出。肺臟猶如身體裡的空氣清淨機，幫我們進行排毒，身體需要的氧氣靠呼吸從肺部吸入，而身體產生的所有氣體廢物也是靠呼吸從肺部排出。

我們的肺是由很多像小氣囊的肺泡所構成，周圍圍繞了小血管及微血管，肺泡與肺泡之間的微血管會進行氧氣與二氧化碳的氣體交換。當空的肺泡充滿空氣時，氧氣會進入微血管，由紅血球運送到身體各處；氧氣被身體利用後產生的二氧化碳等廢物，再經由血液運送到肺泡，最後呼出體外。

為了維持生命，我們時時刻刻都需要呼吸，而伴隨著呼吸，飄浮在空氣中的細菌、病毒、粉塵等有害物質，也同時被吸入了肺臟，因此，肺臟是人體最容易積存有害物質的器官。惡劣的空氣品質會直接傷害我們的肺臟，例如：二手煙、炒菜油煙、汽機車廢氣等，長期處於這些接觸過敏原或吸入這些有毒物質，不但會使肺臟功能下降，產生咳嗽、打噴嚏、喉嚨發癢等不適症狀，嚴重時甚至會導致肺臟衰竭！

遠離空氣污染源，多做腹式呼吸保護肺部

空氣無色無味，因此，毒素也同樣難以發現、難以預防。除了平時盡量遠離空氣污染地區外，一般來說，室內空氣都比室外來得差，建議常待在冷氣房、久坐辦公桌的人，不妨利用午休時間走到外面空曠的地方，做做擴胸運動、深呼吸。有舒張壓（低血壓）偏高的人，通常肺部功能不好、身體容易缺氧，更需要加強。

我經常提醒大家要多做腹式呼吸，這種呼吸方法對肺臟排毒也有很大的幫助。雖然肺臟可藉由呼吸的動作將毒素排出體外，但吸進來的髒東西會往下沉，如果呼吸不夠深，就不容易把髒東西呼出去，有害物質只進不出，排毒效果就大打折扣了。

早起咳痰、咳嗽，幫助肺部排毒

我每天早上醒來，第一件做的事情就是咳嗽和咳痰。在刷牙時，我會試著把這些痰與黏液全部咳出來，把鼻涕擤出來。

肺部氣管中有許多絨毛與黏膜組織，白天吸進肺裡的髒東西和毒素會附著在這些絨毛上；而在我們晚上休息時，氣管會產生黏液，把這些髒東西包覆著，再慢慢地往上

推，試著推出體外。所以我們早上起床時，常常會感覺喉嚨裡有痰，或是鼻子裡有鼻涕。尤其是有抽煙習慣的人，感受會更明顯，許多老煙槍總是感覺到喉嚨裡似乎有很多痰想要咳出來。即使是平常沒有抽煙的人，也可以這樣做來保養肺部，千萬不要再把痰吞回去喔！

幫助排肺毒的自然排毒法

◎每天早、晚各喝一碗白木耳杏仁湯。

◎平常多喝大蒜洋蔥湯、蔥白湯。大蒜（大蒜精）對預防肺部感染、減緩肺炎都有幫助。

◎使用葵花籽油漱口：早晨飯前，使用一大湯匙冷壓有機葵花籽油含在口中漱口十五分鐘後吐掉，如果吐出來的漱口水呈現白色泡沫，代表體內毒素較多。使用葵花籽油是因為葵花籽油具有利尿、止咳、祛痰等功效。

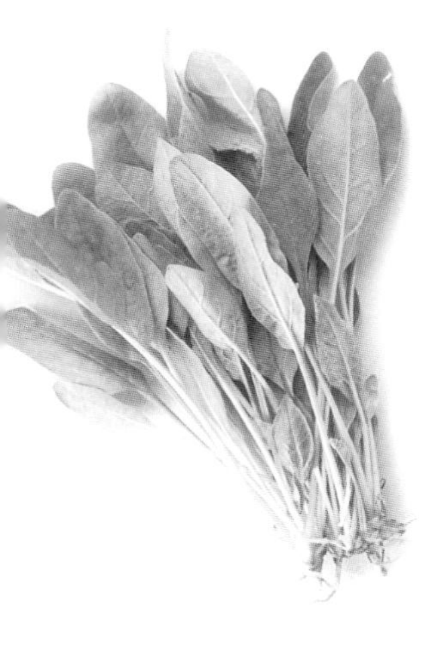

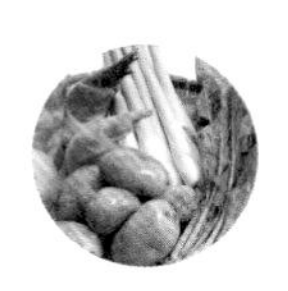

兼具過濾與淨化，腎臟是身體的淨水器

我們血液中大部分的廢物與毒素，都必須靠腎臟處理後，成為尿液排出體外。基本上，腎臟的作用就像是身體的淨水廠、過濾器，掌管著尿液及調節體內水分的平衡。腎臟最主要的工作包括：透過尿液將體內產生的尿素、尿酸、壞死的血球細胞等廢物排出體外，如果尿液無法順利代謝，這些毒素就會殘留在血液中，嚴重時就形成了所謂的「尿毒症」。

此外，腎臟還具有保持身體滲透壓、電解質濃度及酸鹼的平衡，調節體內水分及內分泌的功能，也具備淨化營養素的功能，使其回到血液再生及利用，因此若腎臟功能運作不良，也會造成身體的營養吸收狀況變差。

水腫？膚色黯沉？小心是腎功能下降前兆

腎臟是重要的排毒器官，但是它也非常脆弱，一旦生活飲食習慣不佳、身體受到感染或是外力傷害，都會影響到腎臟的正常運作。當腎臟功能減弱時，將血液中的毒素、廢物及多餘水分變成尿液排出的平衡機制，就會失去作用。嚴重時會造成腎衰竭，得依賴洗腎來維持腎臟的機能。

當腎臟出現問題時，一個很重要的指標就是水腫。倘若腎臟無法正常將體內多餘的鹽分及其他廢物排出，而導致尿液減少時，體內多餘的水分就會堆積在體內，造成水腫，尤其是腳踝或雙手特別明顯，皮膚失去了原有的彈性。

另外，腎臟功能好不好，其實從外表就能看得出來。腎功能失常以致無法正常排毒的人，體內無法被過濾、排出的廢物全都留在血液裡，血液顏色也會越來越深沉，顯露在皮膚上就成了「黯沉」，這與因日曬變黑的皮膚大不相同，能明顯看出是因為腎功能失常而導致的皮膚黯沉、乾燥、失去光澤，呈現由體內散發出來的深沉感。

保衛腎臟健康不結石，少油、低鹽、多水分

現代人的飲食大部分都偏酸性，加上水分普遍攝取不足，因此很容易有腎結石。保養腎臟最簡單的方法就是多喝水、多排尿。如果不愛喝水、又常憋尿，尿液濃度會偏高；尿液裡有很多礦物元素，一旦濃度高，碰撞結塊的機會也增加，就產生了結石。

在飲食方面，要避免攝取過多的蛋白質食物，以及燒烤、油炸、醃漬食物或草酸鹽

含量高的食材，也要避免吃太鹹、攝取過多含鉀的食物。含鉀量多的食物像是：火鍋高湯、肉湯、咖啡、果汁、運動飲料、巧克力等。此外，水果含鉀離子，因此腎臟不好的人也要酌量攝取。

幫助排除腎結石的七天自然排毒法

◎每天取十到十二顆檸檬榨汁或青梅精兩茶匙，榨汁後分數次將檸檬汁加入溫水三百毫升一同飲用，連續喝上至少七天，腎結石就會從尿液中排出來。

◎每天都要喝兩千至四千毫升的小分子好水，可一整天分次飲用。

◎如此持續一星期至十天。

注意事項：

◎建議檸檬水在早上空腹時喝，效果最好。胃不好的人，則建議飯後半小時，以少量多次的方式飲用。有些人喝醋或檸檬汁時，胃會感覺不舒服，表示胃已經出現問題，需要特別注意。

◎若結石太大，排結石時可能會產生劇痛，可用分次食療法，將檸檬量減半，治療時間拉長，分成數次來達到排結石的目的。

◎建議可以搭配蔓越莓汁一同飲用，可避免腎臟及膀胱發炎。

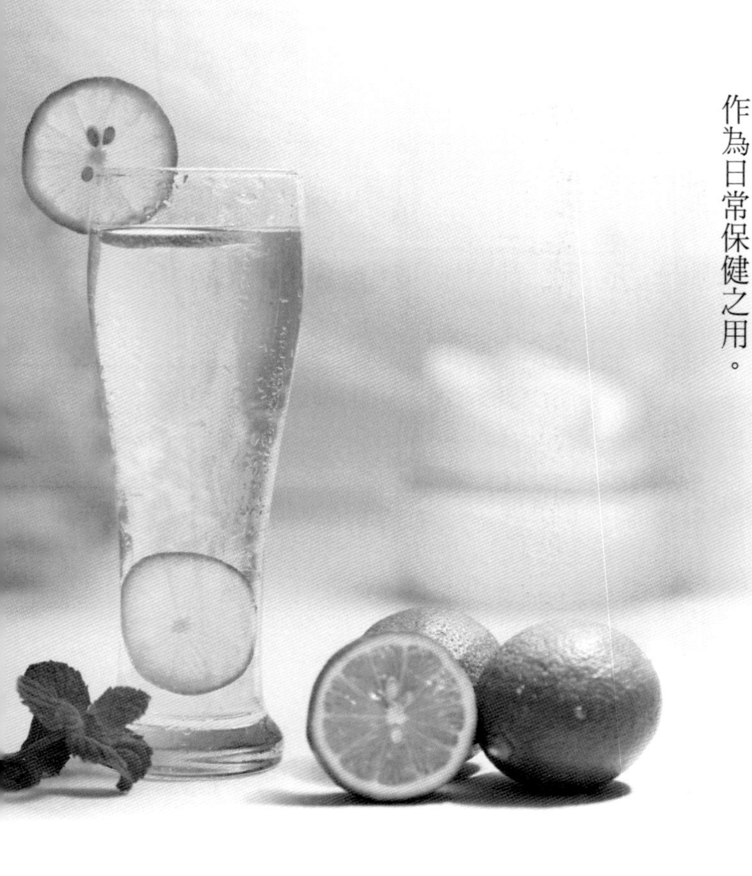

◎一定要多喝小分子水，一天要喝到兩千至四千毫升。

◎持續一星期之後，腎結石便隨著尿液排出。這時會感覺疼痛，也會有血尿的情況出現，每個人排出的時間長短不同，視結石的大小而定。

◎結石排出後，每天取一顆檸檬榨汁或青梅精一小匙，加入溫水五百毫升飲用，可作為日常保健之用。

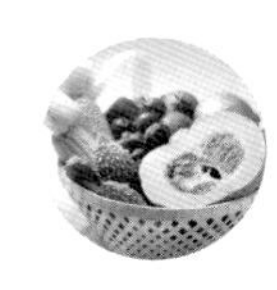

大腸是體內的垃圾處理場，也是排毒之王

大腸是人體最主要的排泄器官，我們全身需要排出的廢物有百分之七十以上都得靠大腸處理，它可以說是體內的垃圾處理場，也因此成為體內毒素累積最多的器官。

我常常在演講和節目裡提到一句經典名言：「欲得長生，腸要常清。欲得不死、腸中無屎。」大腸對於維護人體健康扮演著非常重要的角色！若大腸功能正常，體內益菌多，新陳代謝順暢，每天都可順利排便一至三次的話，就可以將體內的有害物質一起帶出體外，達到排泄、排毒的最大效果。

大腸排泄不順，後果就像垃圾堆在家裡腐敗、發臭

我們吃進體內的食物經過消化、吸收之後，就像廚餘一樣堆放在大腸內等待排出。試想，如果家中廚餘放了一、兩天不丟掉，是不是很容易腐敗、發臭？同樣的情形也會發生在我們的大腸之中，體內消化、吸收後的廢物若沒有順暢排出，在腸內積存的糞便就會慢慢形成「宿便」，進而產生毒素及腐敗物質，包括硫化氫、氨、甲烷及各種糞臭素等。這時，不僅排氣充滿惡臭，宿便所產生的毒素甚至會被腸道重新吸收，增加肝臟的負擔，再次危害人體。正因為宿便在體內停留時間越長，對人體的健康危害就越大，所以這些已經被身體利用過的廢物，一定要在二十四小時內排泄掉。

影響大腸排泄、排毒的生活因素

◎有偏食習慣、營養不均衡，導致腸內環保四要素：好水、酵素、纖維和益生菌攝取不足，腸胃蠕動緩慢，無法每日順暢排便。

◎壓力大、經常失眠、服用藥物、吸煙及飲酒，影響消化酵素分泌及腸道菌叢平衡，進而破壞腸道功能正常運作。

◎當腸內的有害菌太多，大腸功能就可能受損，出現便秘或是腹瀉等排便障礙，造成體內有害物質無法順利排出。

幫助排腸毒的自然排毒法

◎以三百毫升的水加入纖維粉十公克、十億單位以上益生菌（A、B、C菌），於早、晚餐前空腹飲用。

◎早、晚空腹時可喝一杯蜜棗汁或消化果汁。蜜棗中含有豐富的水溶性膳食纖維，具有潤腸作用。

◎充分補充體內環保四要素：好水、纖維、益生菌和酵素。最簡單的方法就是多吃纖維和益生菌，例如亞麻仁籽粉、洋車前子、麥麩、米麩、海藻、木耳等，並多吃種子纖維來補充膳食纖維。

◎在睡前補充活性炭粉、竹炭粉。在國外，有些專家、學者提倡食用活性炭粉或是特定黏土的自然療法。不過這些炭粉和黏土並不是我們一般所常見的，多半是經過特別處理的炭粉或是含有特別成分的火山灰，其中活性炭有助於腸及肝臟排毒，甚至在某些國家已被列為健康食品。

◎定期進行咖啡灌腸，保健腸道。（關於咖啡灌腸的原理和詳細方法將於第四章中做完整說明。）

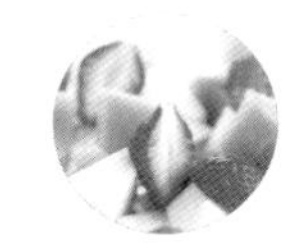

皮膚是身體最大器官，也是排毒第一道防線

皮膚是人體最大的器官，也是身體與外界接觸的第一道防線，主要功能在於保護身體、防止病菌的侵入。同時，皮膚也具有代謝、調節體溫、抵抗壓力的功能。在代謝排毒方面，藉由排汗，皮膚能將身體中多餘的水分、油脂、鹽及尿素等廢物排除，並且調節體溫、維持身體的恆溫，所以只要是正常健康的流汗，都能進行有效的皮膚排毒。

皮膚如果受到損傷，外在的細菌、病毒就可能會順勢進入體內，造成肝臟機能的損害。同時，皮膚也是身體抵擋紫外線毒害的第一道防線。雖然曬太陽可以幫助維生素D形成、促進骨骼的發展，但是長時間日曬卻會讓皮膚提前衰老、膚質變粗糙、也會影響皮膚代謝及調整體溫的機能。因此，適當的日曬可以說是幫助皮膚維持正常排毒功能的第一步。

排汗比排尿更毒

皮膚所排出的汗水和尿液中的物質其實很雷同，例如都有尿素、乳酸等等，但是大部分的脂溶性毒素和重金屬物質，卻都是透過汗水排出，這也是皮膚成為重要排毒功能之一的原因。

日本曾有一項研究，針對汗與尿中的重金屬含量做比較，結果顯示汗水中的重金屬含量要比尿液高出很多。所以，多流汗對身體真的比較好。

幫助皮膚排毒的自然排毒法

乾刷：刺激淋巴排毒

有人聽過乾刷對身體有益，也有不少人都有乾刷的習慣。乾刷最大的好處就是能刺激淋巴系統排毒，讓表皮的死去細胞脫落，使新生的細胞能夠呼吸、促進新陳代謝。

乾刷最好的時機是洗澡前，使用短毛鬃毛刷來乾刷。我會建議用短毛刷，因為長毛太軟、摩擦力不夠，會減低乾刷效果。也可以使用天然的絲瓜絡，選擇的標準是具有摩擦力、但是質地較細的刷子。

乾刷的正確方法，是上半身從上往下、下半身從下往上進行。上半身可以從最末端的手部，以順時針畫小圈的方式，從手刷到心臟部位，再往下刷到腹部。下半身則是從下往上，從腳底往上刷到腹部。這樣一來可以刺激淋巴系統，達到排毒的效果。另一方面，當刷推到腹部時，同樣以順時針方向，也就是排泄的方向刷擦按摩，可以幫助排便順暢。另外要特別注意的是，乾刷時要輕輕地把角質磨掉，讓皮膚稍微有點發紅、發熱即可，當心不要用力過猛，刮傷皮膚。刷完後再沖溫水，擦乾即可。

泡醋澡：去除老廢角質層

在洗澡水中加入一杯約三百毫升的蘋果醋，然後泡澡約二十分鐘。泡醋澡可以軟化一些角質層，幫助老化角質進行新陳代謝。

洗海鹽澡：促進排毒代謝

將一把海鹽放入碗中，加入少許溫水調成糊狀，再拿來按摩全身。之後再加兩大匙海鹽於攝氏四十二度的洗澡水中，泡澡二十分鐘。海鹽中含有許多礦物質與微量元素，可幫助代謝排毒。

泡海鹽足浴：刺激反射神經

以攝氏四十二度的熱水加入適量海鹽後，拿來按摩或泡腳，腳會感覺麻麻的、有點刺痛，會出汗，這是因為腳底有許多反射神經，藉著腳底按摩也是排毒的好方法。

熱冷淋浴：幫助毛孔清潔

先以熱水淋浴二到三分鐘，然後改為沖冷水約三十秒，如此重複三次。皮膚的毛囊裡有許多髒東西，透過熱脹冷縮原理讓表皮毛孔收縮，就能擠出一些髒東西來，還可讓皮膚變得更緊緻、有彈性。

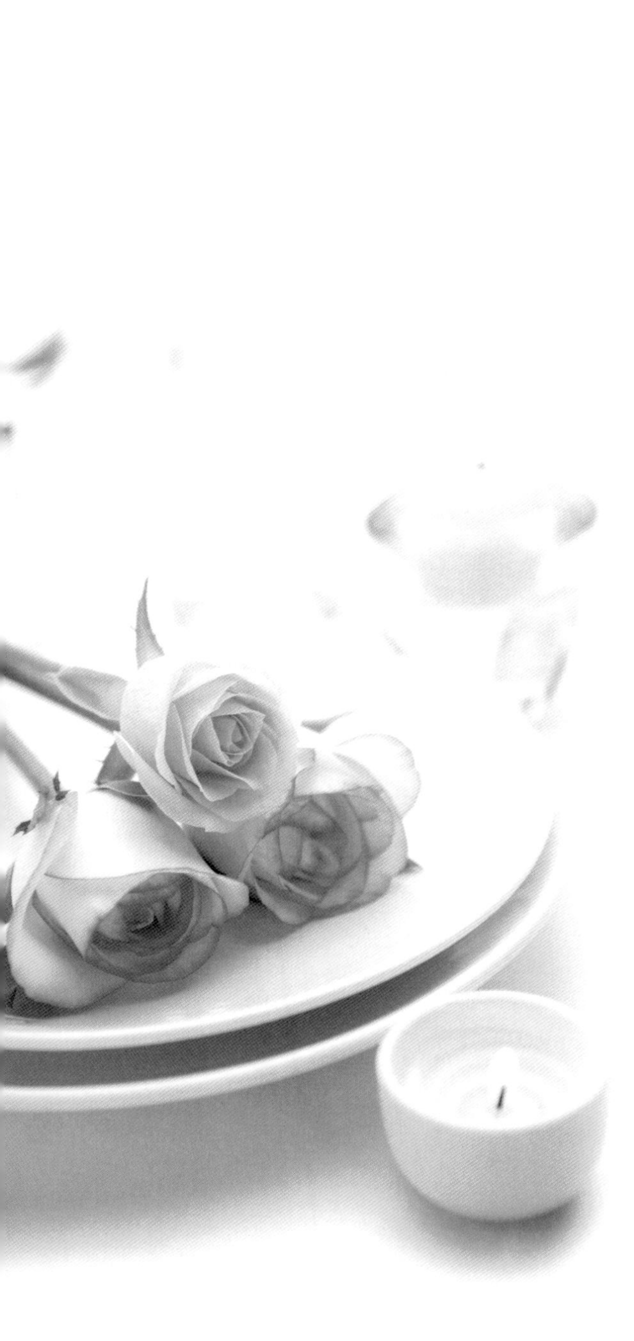

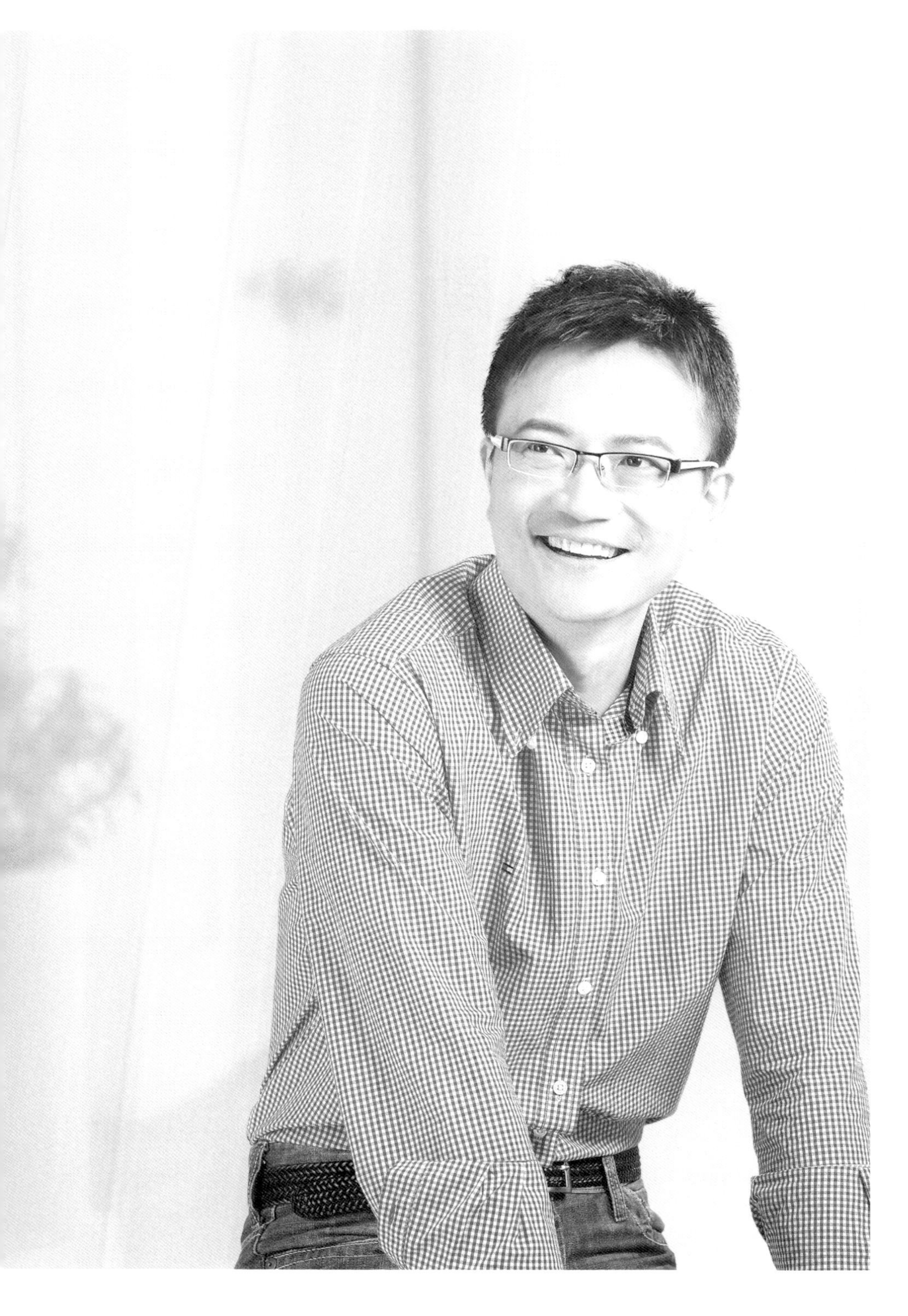

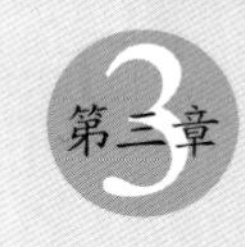

斷食不吃，比吃對東西更有效果！

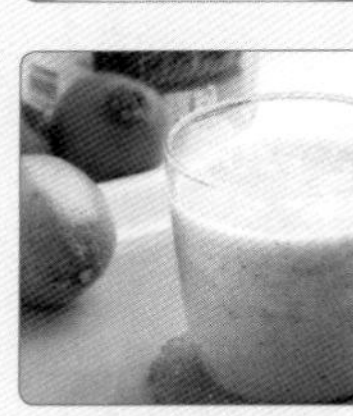

斷食是一種飲食計畫，利用自體分解的原理，
使身體排出、甚至消耗掉體內的毒素。
這其實也是一種動物的本能，除了人類之外，
所有動物在生病時都會自然而然地斷食。
但斷食不是完全沒有風險的，
安全斷食的極限，就是不能燃燒到蛋白質。

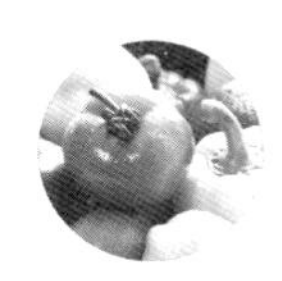

適時斷食，讓身體更有力量！

為了杜絕身體被外在的、內在的、有形的與無形的毒素所污染，現代人需要更「積極」的排毒方法。繼上一本書《不能吃的秘密》介紹如何避免污染、避免毒素進入身體，以及如何選擇對的食物，這次要告訴大家的重點是：如果毒素已經進入體內，要怎麼處理掉？事實上，適時地斷食，要比吃對東西來得更有排毒效果！

斷食，在自然療法中是最有效又安全的排毒方法，它絕對不是絕食，也不用挨餓，而是一種飲食計畫，利用自體分解的原理，使身體排出、甚至消耗掉體內的毒素。

什麼是「自體分解」？簡單地解釋，就是當我們主動斷絕了身體的能量來源，身體為了生存下去，就會從體內找尋備用能量。這時，原本累積在我們體內的多餘營養素、脂肪和廢物，甚至是腫瘤組織等等，就有機會被當成備用能量消耗掉。

善用自體分解的力量是斷食的精髓，這其實也是一種動物的本能，除了人類之外，所有動物在生病時都會自然而然地斷食。此外，有很多動物都有冬眠的習性，熊冬眠了一整個冬季之後，雖然完全沒有進食，而且會瘦下二、三十公斤，但卻不會因而死亡。這個道理延伸到人類生活中，我們晚餐之後到第二天早餐之前也算是一種「斷食」，等於有半天的時間可以讓腸胃休息。但是，大多數的現代人三餐不正常，晚餐吃得晚，吃消夜的機會增加了，如果三餐照吃再加上消夜，會使得腸胃持續不斷在運作，完全沒有喘息機會，如果將這樣的狀態拉長，等於從出生那一刻起，我們的腸胃幾乎沒有真正休息過。即使是機器，長期不眠不休地運轉，相信也會不堪負荷。

爲什麼生病時沒有胃口？其實是身體下了斷食指令

為什麼生病時會覺得沒有胃口？為什麼小動物受傷時會躲起來不吃東西？這是因為動物體內的恆常性（homeostasis）發揮了作用，它和體內酵素有很大的關係。酵素就像是我們的生命能量，身體本能知道「吃飯」會需要消耗很多酵素和能量，當身體生病時，如果大腦還產生食慾要進食，這時體內用來代謝和修復的酵素，就必須被迫分散力量去做消化的工作。因此，身體會自然降低食慾，才能省下作為消化的酵素，去補足其他酵素修復受損生病的組織。

因此，下次如果生病沒有胃口時，我會建議不要勉強吃東西，即使吃，也要吃含有豐富酵素、容易消化的食物，才不會替已經生病的身體幫了倒忙。

我們爲什麼要斷食？

1. 讓消化器官休息
2. 節約體內酵素
3. 排除體內毒素及過剩物質
4. 組織修復／重建
5. 提高免疫力
6. 改善體質

爲酵素開源節流，提升排毒力

斷食跟酵素有絕大的關係。當我們適度地進行節食、斷食，消化酵素的需求減少，就能讓代謝酵素增加，代謝能力提高，就代表排毒的能力也提高了。

我們體內的酵素有限，尤其現代人的飲食生活多半消耗了太多酵素在消化功能上，更應該要開源節流，以補充身體的代謝酵素。開源就是多吃含有酵素的食物以及控制飲食內容，而節流就是適度的節食或斷食。

消化酵素和代謝酵素的平衡

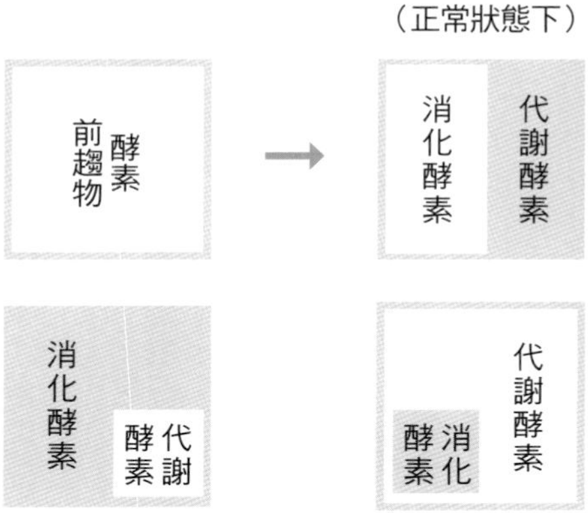

（正常狀態下）

酵素前趨物 → 消化酵素 代謝酵素

消化酵素應該開源節流，以補充代謝酵素。

消化酵素 代謝酵素

代謝酵素 消化酵素

飲食過量或不正常使消化酵素消耗太多，會影響到代謝酵素的不足。

讓人體的新陳代謝呈現異化作用大於同化作用

我們的身體無時無刻不在進行同化（合成）和異化（分解）的動作。將吃進去的食物分解就是異化作用，分解之後還要再合成，變成其他的營養素讓身體吸收。例如：肉類會分解成二十八種不同的氨基酸，再重新排列組合成身體的不同組織所需要的蛋白質成分。

我們的身體永遠都在進行分解和合成的動作，而分解一定要大於合成，讓吃進去的食物完全燃燒不產生廢物最健康。

傳統營養學強調的是蛋白質、脂肪與醣類的消化、熱量的計算，但往往忽略了營養素在消化分解過程中所產生的廢物代謝是否完全。如果吃進體內的食物，分解不完全或合成不完全，殘留在身體裡面，會造成體內毒素的累積，影響健康。

許多慢性病的形成，都與營養素殘餘的廢物累積有關。因此，除了能被分解利用及合成的營養素外，也必須重視那些沒有被利用或完全分解的殘餘廢物是否能被排出體外。以「提升營養」及「新陳代謝正常化」為目標所進行的療法，即所謂的「營養・代謝療法」。

不論是同化（合成）還是異化（分解），這兩個動作都需要酵素。我們的唾液、胃酸裡都有酵素，用來消化分解食物，然後由腸吸收到肝臟去合成身體各部位需要的營養，最後再送到組織被利用。斷食的目的之一，就是要讓異化大於同化，減少廢物殘留在體內。

改變人體恆常性，讓身體有format的機會

人體擁有維持體內正常運轉的本能，醫學界稱為「恆常性」。這種恆常性就像人體

的自動平衡功能，我們的體溫、血壓、血糖等各式各樣生理反應，必須要維持在一定的範圍之內才能生存，而控制這個微調機制的就是酵素。例如：當我們的血液偏酸，身體就會以某種酵素當媒介，從骨骼釋放鈣到血液中，幫助中和酸性物質。

在我看來，沒有所謂天生體弱多病的體質。我們會生病，是因為過度的壓力、生活及飲食習慣不正確，導致酵素的消耗過量。

另外，我們身體的細胞平均每四個月（約一百二十天）會新陳代謝一次，這也是一種人體恆常性，同樣以酵素為媒介進行。

正因為細胞的生命週期是大約四個月後會分裂新細胞，所以若我們能在分裂新的細胞之前，把體內環境調整好，這樣分裂出來的新細胞體質就會是好的。相反的，如果新細胞在分裂時所處的環境惡劣、營養不均衡，又怎麼可能產生出體質健全的細胞呢？惡性循環下，越分裂越差，基因狀況也會越變越差，增加病變的機會。

斷食就像是讓人體恆常性進行一次全面性重整format，讓身體重新回到良好狀態。這就如同「孟母三遷」的道理，想要擁有好的細胞、好的體質，首先要讓身體有更新環境的機會，如此一來，分裂出來的細胞就一定會比較好，體質也會越來越健康。

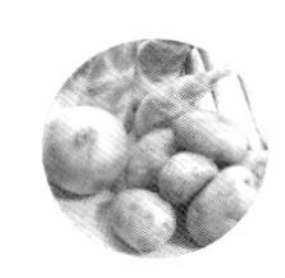

斷食有什麼好處？

斷食的好處，在於這個方法對身體是全面性的整頓，而不只是針對某個器官。就像是定期幫身體做一次大掃除，將垃圾一口氣倒乾淨。

斷食的原理

1.阻斷：阻斷污染來源，不吃就沒有污染。

2.排毒：排除體內毒素和過剩物質。

3.重建：重建組織及器官機能、讓細胞再生，在好的環境裡培育好的細胞。

斷食帶給身體的好處多多

1.腸胃淨空、體內毒素持續排出，同時減少新毒素的入侵。

2.讓原本消化食物所需的酵素及能量，重新分配給其他組織或系統，例如免疫功能、細胞生長、組織修護和排毒功能。

3.幫助代謝身體平時代謝不掉的廢物，例如新陳代謝後的殘留物：沒有被充分利用掉的葡萄糖、中性脂肪、低密度膽固醇、過剩的蛋白質、利用過的蛋白質所產生的尿酸和尿素、無機鈉、血栓、酸化油和代謝不掉、殘留在體內的氫化油等等。

4.停止發炎反應，免疫系統的工作量大大降低，消化道也不會因食物過敏而引起發炎反應。

5.血液中的脂肪、膽固醇量降低，組織的氧合作用提高，全身代謝變得更活躍，使得體溫得以上升，白血球的移動變得更有效率，提高免疫力。

6.原本被儲存在脂肪中的化學毒素（例如殺蟲劑和藥物殘留）有機會被排除到體外。很多毒素都是脂溶性的，例如：許多重金屬毒素很容易卡在脂肪裡，大部分的農藥也屬於脂溶性。斷食可以讓我們平常囤積在體內的脂肪有機會溶解排出，讓這些累積在身體裡的毒素透過脂肪溶解代謝移除掉。

7.身體對飲食與環境的警覺和敏感度逐漸提高。首先，口味會變得比較敏感，以前覺得不夠鹹的食物，在斷食之後吃會覺得變鹹了。這是因為過甜、過鹹的食品都屬於高濃度食物，我們的身體逐漸習慣這樣的濃度後，會不自覺地口味越吃越重。斷食之後讓身體調回原本的平衡度，口感也會恢復原本的敏感度。

8.斷食後的血液可恢復成清澈狀態，而白血球也能恢復成活躍狀態。正常健康的血液中，應該大部分是紅血球、白血球、血小板和水而已，但是現代人的血液中積存了太多代謝不掉的廢物、食物毒素等，血液變得黏稠，流動不良，循環降低。經過斷食的自體分解後，可以讓血液從濃稠回到清澈狀態。

安全斷食的極限：燒掉毒素、廢物，不燒到蛋白質

斷食不是完全沒有風險的，斷食也有安全的極限，時間太久也是會有危險的。安全斷食的極限，就是不能燃燒到蛋白質。我們人類即使完全不動，身體一天還是需要約一千兩百卡來進行基礎代謝，這些能量如果沒有從食物中得到，身體就會從體內自行找能源，最容易直接取用的就是血液中的葡萄糖和肝醣。

因此，當我們進行斷食時，第一個被身體拿出來燃燒的就是血糖，再來是肝醣。斷食一、兩天之後，當肝臟裡儲存的醣類用完了，就會開始把身體裡的過剩物質及廢棄物拿出來用，例如：血液裡面多出來的脂肪，接著就是皮下脂肪。等到醣類、脂肪都用完了之後，才會開始燃燒蛋白質。

燃燒蛋白質是有風險的。當身體從肌肉中溶解出蛋白質來當能量使用，這時體內的酸、酮體（身體生理醣類代謝過程的產物，若代謝後無法適時排出體外，就容易造成中

毒）就會上升，很可能會造成肝臟和腎臟的負擔，甚至引起腎臟衰竭。因此，這也是斷食過程中的一個重要指標：當脂肪及蛋白質過度燃燒、酮體上升時，就要開始恢復飲食了。

不過，可能會燃燒到蛋白質的斷食法，通常是應用在一些嚴重疾病的特殊療程，這裡要介紹的斷食法在日常生活中就可以做，而且過程中並不是完全不吃東西，還是需要適時補充蔬果汁，讓血糖保持穩定。

斷食要多久才有效？

◎斷食三天可幫助消化系統排毒及清腸、排宿便。
◎斷食五天可幫助循環系統排毒及清血、重建免疫系統。
◎斷食十天可幫助抵抗疾病及解決身體問題。

基本上，斷食三天就會有效果。三天可以清腸，五天可以改善體質；七至十天則是一個比較完整的斷食過程，可以改善身體大部分的毛病。

我會建議剛開始斷食的人從三至五天的斷食開始；習慣之後，再慢慢增加為五至七天、七至十天，循序漸進。這樣的斷食法，一般人都可以自行做到。千萬不要第一次就斷食十天，身體沒有適應過斷食，壓力會很大，一定要循序漸進。

而其他斷食天數超過十天以上的斷食法，屬於特殊療法，需要在專業機構、專業人員的協助下才能進行。

什麼時候適合進行斷食？

斷食要在身體狀況處於低潮時進行，而不是在體力旺盛時進行。當體內正值低潮時，不應該再增加消化系統的負擔，所以更應該斷食，讓身體有機會重整免疫系統，增加康復的機會。

我建議凡是身體不舒服、覺得自己快要感冒的人，消化不良、容易疲勞的人，以及肥胖者、三高族（高血壓、高血糖與高血脂）等，都可考慮進行斷食。至於身體健康的人，則可以把斷食當作保養，讓身體時時刻刻保持在最佳狀態，像我自己，即將要步入中年，但是十多年不見的朋友見到我，都覺得我的精、氣、神及外型沒什麼改變，這就是定期斷食排毒帶來的好處。

什麼樣的人適合斷食？

◎體內廢物、毒素累積過多，容易疲勞、肩膀僵硬、腰痠背痛者。

◎患有心血管方面的慢性病，如：高膽固醇、高血脂、高血壓等。

◎患有消化系統疾病，如：消化不良、便秘、脹氣等。
◎患有鼻炎、濕疹、支氣管哮喘等過敏性疾病。
◎患有皮膚多年疾病，如：長痘子、乾癬、牛皮癬等。
◎患有偏頭痛、神經痛、風濕痛、關節疼痛等疾病。
◎患有內分泌性疾病，如：經前症候群、甲狀腺等。
◎想要減肥或增胖的人。
◎各種中毒患者，如：酒精、麻藥、尼古丁、毒品等。
◎計畫戒煙、戒酒者。
◎患有醫師治療後仍未根治的慢性疾病，或癌症患者。
注意！患有急性疾病者，必須視病症嚴重程度決定是否進行斷食，並且於專業人員的協助下才能進行。

什麼樣的人不適合斷食？

◎痛風患者、厭食症患者、潰瘍性大腸炎及嚴重胃出血的潰瘍患者。
◎急性盲腸炎、急性腹痛、胃或十二指腸潰瘍穿孔必須立刻動手術者。
◎男性體重四十公斤以下、女性體重三十五公斤以下，身體虛弱、臉色蒼白者。

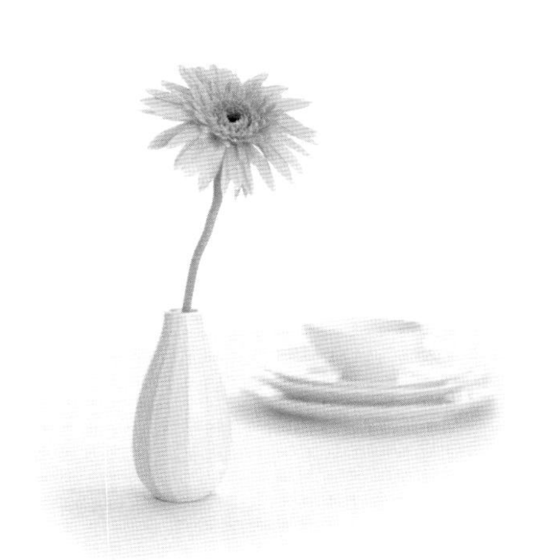

◎有水腫現象，包括：肝腹水、腎、心臟病腹水、肺積水等。
◎正在服用心肌梗塞及心律不整藥物者，或正在注射胰島素的糖尿病患者。
◎孕婦切忌長期斷食，但為了改善嚴重嘔吐症狀，可進行二至三天斷食。
◎哺乳中的母親。
◎嚴重痴呆及失去意識者，如植物人。
◎對斷食懷有極大恐懼感者，或是沒有意志力的人。
◎身體太過虛弱，已無法推動內臟自律神經的患者。
注意！大部分的人都是為了治療疾病，才會想要進行斷食。但斷食不是用來治病的，應作為日常保健預防之用，不要等到真的生病才開始斷食。

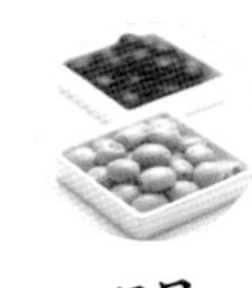

開始斷食吧！

斷食並不是一開始就馬上停止所有進食，而是分成減食、禁食和復食三個階段，九天的斷食過程，也包括前後的減食和復食。以三天減食、三天禁食、三天復食的方式，讓身體有適應的機會，告訴身體「我越吃越少了」。如果突然完全不吃，身體反而會抗拒、產生不適，很容易失敗。

我教過很多人做斷食，效果因人而異，但是很多第一次做斷食的人都會告訴我：「感覺瘦了」、「口氣變清新」、「覺得神清氣爽」。曾有一位社區大學的媽媽學生跟我說，她覺得斷食後最明顯的感受就像「把原本穿在身上很久的厚重外套脫掉似的」，我覺這個比喻最貼切，尤其是完全沒做過斷食的人，第一次感覺特別深刻、明顯。

根莖蔬菜汁半斷食法

斷食的方法有很多種，接下來要介紹根莖蔬菜汁半斷食法。稱為「半斷食」，不是完全不吃，而是適時補充低熱量、高能量的流質食物，這樣的斷食法要比「水斷食」，也就是斷食過程中完全只喝水要來得安全且容易達成。

我根據「布魯士斷食法」，再加上一些自己親身、實際驗證過的經驗提出這個方法，不僅接受度高，也更具有效果。

人性化有機蔬菜汁半斷食法

時間	第1~3天	第4~6天	第7~9天
起床後	1.青梅精薑茶三百毫升（青梅精一小匙＋薑末一小匙＋熱水三百毫升） 2.海鹽檸檬汁三百毫升（手工海鹽一小匙＋半顆檸檬汁＋水三百毫升）→擇一		
早餐	1.巴維德水果沙拉 2.燕麥堅果粥→擇一	巴維德配方：原味優格一百二十毫升＋有機亞麻仁籽油十五毫升＋有機綜合水果汁一百二十毫升	1.巴維德水果沙拉 2.燕麥堅果粥→擇一
餐間	天然草本茶五百毫升	有機根莖蔬菜汁一百二十毫升＋植物性酵素液三十毫升＋有機螺旋藻三公克	天然草本茶五百毫升

午餐前30分鐘	午餐	餐間	晚餐前30分鐘	晚餐	睡前1小時
有機根莖蔬菜汁一百二十毫升＋植物性酵素液三十毫升＋有機螺旋藻三公克	1.綜合蔬菜沙拉 2.綜合海藻沙拉 3.綜合芽菜沙拉 →擇一 洋蔥湯一碗	天然草本茶五百毫升	有機根莖蔬菜汁一百二十毫升＋植物性酵素液三十毫升＋有機螺旋藻三公克	1.蔬菜小米粥 2.蔬菜五穀粥 →擇一 洋蔥湯一碗	益生菌＋纖維粉＋好水三百毫升
洋蔥湯一碗	有機根莖蔬菜汁一百二十毫升＋植物性酵素液三十毫升＋有機螺旋藻三公克	有機根莖蔬菜汁一百二十毫升＋植物性酵素液三十毫升＋有機螺旋藻三公克	洋蔥湯一碗	有機根莖蔬菜汁一百二十毫升＋濃熟奈米酵素三十毫升＋有機螺旋藻三公克	益生菌＋纖維粉＋好水三百毫升
有機根莖蔬菜汁一百二十毫升＋植物性酵素液三十毫升＋有機螺旋藻三公克	1.綜合蔬菜沙拉 2.綜合海藻沙拉 3.綜合芽菜沙拉 →擇一 洋蔥湯一碗	天然草本茶五百毫升	有機根莖蔬菜汁一百二十毫升＋植物性酵素液三十毫升＋有機螺旋藻三公克	1.蔬菜小米粥 2.蔬菜五穀粥 →擇一 洋蔥湯一碗	益生菌＋纖維粉＋好水三百毫升

備註：

1.青梅精薑茶適合體質偏寒者，海鹽檸檬汁適合體質偏燥者，擇一飲用。腸胃不適者可以將濃度減半，少量多次飲用。

2.巴維德水果沙拉的做法：巴維德配方（原味優格一百二十毫升＋有機亞麻仁籽油十五毫升）加綜合水果及果乾。

3.有機根莖蔬菜汁的配方：甜菜根三百公克、胡蘿蔔一百公克、西芹根一百公克、馬鈴薯七十公克、黑蘿蔔三十公克。目前台灣已有從瑞士進口此配方的根莖蔬菜汁，不用自己做，非常方便。

4.洋蔥湯的做法：洋蔥兩個，切碎後，加大蒜十個，以橄欖油炒軟後，加入兩千毫升水煮滾，接著再以小火燉煮二十分鐘即可。（天氣較冷時或體質偏寒性者，可以加入老薑數片。）

5.天然草本茶：建議必須挑選無咖啡因成分者。選擇的方法，可以參考本章「常見草本植物對身體的功效」，每天份量約一千毫升，少量多次飲用。

6.益生菌建議菌數在十億以上，纖維粉約五至十公克，加水攪拌後須靜置五至十分鐘，另外可加入一大匙異麥芽寡糖或果寡糖，增加口感及效果。如果便秘嚴重者可增加益生菌生成物，幫助改善腸相。

7.減食第一至三天的午、晚餐逐日減少（一份、二分之一份、三分之一份）；復食第七至九天的午、晚餐則相反，逐日增多。

斷食期間的注意事項

◎多喝水。

◎不可憋尿（每個小時就可能會排尿）。

◎一天可能會有三到五次的排便。

◎洗澡要用淋浴或足浴，不可泡熱水澡。

◎隨時保持心情愉快。

◎不可進行劇烈運動，但可以進行散步、氣功、瑜伽等輕度運動，適度輕微流汗，以提高排毒效果。

◎不可服用任何藥物。

◎不喝含咖啡因及酒精性飲料。

◎養成刷舌苔的習慣。一旦產生舌苔，口氣一定會變差，有人甚至會有體臭問題，程度則因人而異。

◎可以每天實行一次咖啡灌腸及腹部按摩，加強排毒效果。

斷食期間可能發生的不適和症狀

◎宿疾復發，例如：頭暈、頭痛、肩痠、發燒等，此為「好轉反應」，不用過於擔心。

◎口臭、體臭、排便深黑、發疹、痘痘、眼屎多，此為排毒現象。

◎補充的蔬果汁若含有鮮紅色的甜菜素，排尿及排便可能呈現紅色，請不用擔心。

◎可能出現心浮氣躁或憂鬱，盡量讓自己的心情保持平靜，例如：散步、聽音樂、淋浴等方法。

◎容易手腳冰冷者，應注意保暖。

◎精神可能變得特別好或特別疲倦。

◎特別容易口渴，請多喝好水（少量多次）。

每個人的反應和症狀不一樣

在進行斷食時，各人症狀不同，因而出現不同反應和症狀，這稱為「瞑眩反應」。例如；酸性體質的人在做斷食時會出現疲累、頭痛、口乾舌燥等。我遇過很多上了年紀的人，做斷食時會覺得膝蓋特別痠，也曾經有很多科學園區的員工告訴我，她們斷食時會頭痛。這些反應跟器官的消耗有關，尤其是平常用最多的器官的反應最為明顯。原因是在進行斷食排毒時，原本囤積在體內不動的毒素會開始移動，而毒素在經過有宿疾的器官時就會比較有感覺。若是有特殊反應，可以請教專業醫療人員。

通常，斷食的第二天、第三天最不舒服，因為這時身體的狀態改變了，身體也在重新適應和調整，過了一陣子之後精神就會越來越好，不適的感覺也會逐漸消失。

把斷食變成習慣

常常有人問我，斷食會不會很困難？就像我在演講時常說：「斷食要先斷心。」人要改變是很難的事，必須先從習慣著手，要從心改變，養成「習慣」，才會有力量。如果把「平時吃得健康，適時進行斷食保養」這件事，變成跟「晚上睡覺前一定要刷牙」一樣的生活習慣時，你就成功了！

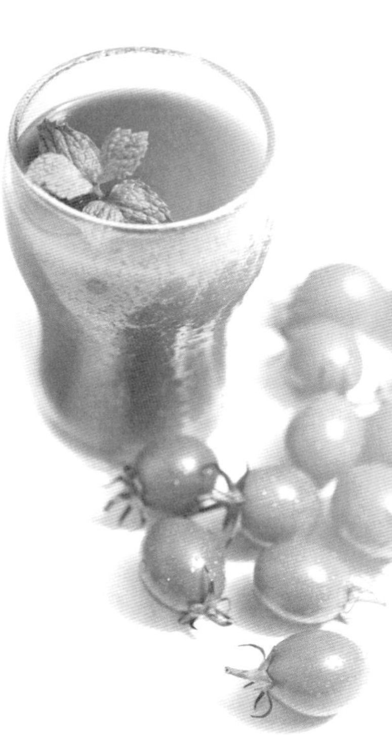

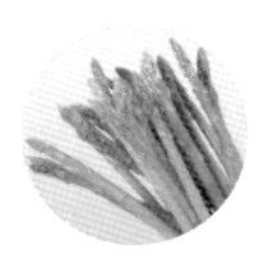

幫助身體循環代謝的「溫熱療法」

除了斷食，日常生活中還有其他的積極排毒法，先談談「溫熱療法」。「讓身體熱起來」這個觀念長久以來，已經融入了日本人的生活習性之中，例如：泡溫泉、泡沙浴、泡足浴等等。近年來，日本人更是大力提倡「溫熱療法」。我自己因為平時大多食用生機飲食，身體比較涼，因此有使用遠紅外線烤箱的習慣，藉此讓身體的體溫升高，我發現這個方法對於促進新陳代謝、增強抵抗力真的很有幫助。

體溫與酵素的關係

人體正常體溫約三十六點五至攝氏三十七度

一般而言，肛溫在攝氏三十六至三十七點八度，攝氏三十八度以上算發燒。口溫在攝氏三十六點四至三十七點二度，攝氏三十七點五度以上算發燒。腋溫在攝氏三十五點九至三十六點七度，攝氏三十七度以上算發燒。

度。

身體溫度過低是指體溫低於攝氏三十五度，身體溫度過高是指體溫高於攝氏三十八

體表溫度差異，男女大不同

在人體的體溫分佈上，男性、女性的體溫差異分佈各有不同。以男性來說，身體上半部體溫高，背後及下半部如腰部、腿部則是體溫較低的部位。女性的體溫差異情況更明顯，只有上背部體溫高，其他如胸部、腿部都是低溫區。先天上，女性為了生育、哺乳，脂肪多分佈在胸部和下腹部，這些區域也都屬於低溫。

整體來說，女性的平均體溫要比男性來得低，這也是為什麼女性的代謝能力普遍不如男性，女性的便秘患者也比男性多。

體溫每升高攝氏一度，新陳代謝率就升高百分之十三

攝氏三十七至四十度為體內酵素及白血球最活躍的體溫。體溫每下降攝氏一度，我們體內酵素的活性就會降低，同時導致免疫力下降約百分之三十五、新陳代謝也會降低約百分之十三。臨床更發現當體溫在攝氏三十五度以下時，癌細胞最容易增生，到了攝氏三十九點三度以上時，癌細胞就會凋亡，這也說明了為什麼心臟及脾臟這兩個器官不

會得癌症。

體溫降低，新陳代謝率也隨之降低

上班族長時間處於冷氣房中，加上運動少、壓力大與外食多，很多人的平均體溫在攝氏三十五度左右。當體溫低於攝氏三十六度，酵素不足及活性不夠就會影響血液和淋巴的排毒功能。

體溫過低會影響血液和淋巴循環，這是很重要的概念。體內循環變差、毒素代謝就變差，毒素很容易累積在體內，這也是為什麼我們要隨時保持適當體溫的原因。運動的功用之一也是要提高體溫，體溫高，血液循環就好，代謝也會提高，酵素活性也跟著提高，這些都有相互影響的連帶關係。

發燒？免疫力正在作戰，先別急著退燒

當有病毒入侵或發生發炎現象，體溫會升高，也就是俗稱的「發燒」。為什麼會發燒？當病毒侵入時，我們的血球會自動啟動免疫機制，讓身體變熱，這時白血球會增生得更快，因此發燒是免疫力上升的一個現象。

我常常告訴周圍的人，若是自己或小孩發燒時，先不要馬上急著退燒，因為會發燒表示免疫力正在和病毒作戰，如果太急著把體溫降下來，免疫力也會跟著下降。這一點可說是西醫和自然療法兩者之間最常見的衝突觀點。

年長一輩的人還會有「發燒會燒壞腦子」的觀念，但事實上，除了腦膜炎引起的發燒之外，只要體溫在攝氏四十一度以下的發燒，並不會對腦神經組織直接造成傷害。極度高燒有時會使意識出現程度不等的異常，但目前沒有任何證據顯示，高燒本身會對神經組織造成永久性的傷害。很多父母只要一遇到小孩發燒就很緊張，馬上要他們吃退燒藥。殊不知，吃了退燒藥之後，體溫下降，免疫力也跟著下降，但是病毒卻還是存在著。

這也是為什麼現代人的感冒病期變長的原因。以前感冒兩、三天就好了，現在的感冒即使過了一星期也好不了。退燒藥千萬不能亂吃，讓身體維持一定的溫度，酵素和免疫力才能保持作戰能力，幫助身體擊退病毒。

提升體溫、促進循環的溫熱療法

增加體溫的方法有很多，包括泡澡、運動、三溫暖、多喝蒜薑湯等，另外還有遠紅外線烤箱，都可進行溫熱療法。

日本盛行的遠紅外線療法

遠紅外線的波長在四到四百微米之間，是在人體能接受的範圍之內。但是像X光、電磁波、輻射、紫外線，雖然一樣是波動能量卻對人體有害。遠紅外線能貫穿人體深達四至五公分以上，不僅能讓身體吸收、共鳴，更能滲透體內，產生溫熱，也能改變血液中的水分子運作，使得血液濃稠度降低，流通更順暢，同時也能讓微血管擴張，增加代謝的速度。這種具有遠紅外線功能的烤箱，坐在裡面就像泡溫泉一樣，是日本很流行的「溫熱療法」之一。

「低溫開始，持續進行」的排汗式泡澡

泡澡，也是「溫熱療法」的一種。我會建議泡到「全身熱起來」才有效。每個人的體形和體質各有不同，「全身熱起來」的時間也不同，原則上約十到十五分鐘，以有「出油汗」的感覺為準，同時要記得多補充水分。

另外，要提醒大家一點，泡澡一定要泡到全身內臟都感覺熱了再去沖冷水，不能快熱速冷，一定要泡到熱，讓皮脂腺真正打開，其中的油脂隨著汗排出來，再沖冷水使其收縮，如此才能更有效地把油脂從皮脂腺深處擠壓出來。

不論是泡澡、泡溫泉或用遠紅外線等方法，我要強調一個重點，就是「從低溫開

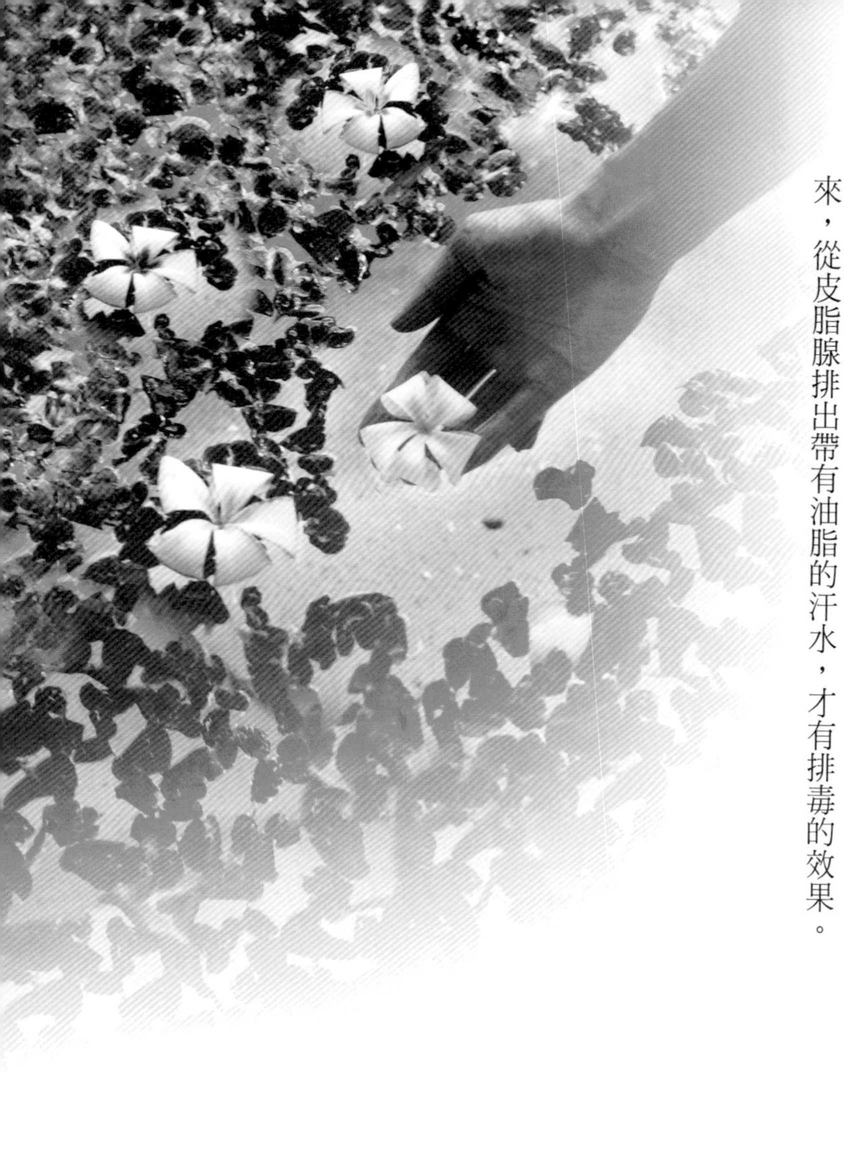

始，持續進行」。以排汗方式進行排毒，一定要全身都熱透，而不是快速進入烤箱五分鐘烤得滿身大汗就好，這樣的排毒效果有限。應以低溫慢慢持續升溫，讓全身都熱起來，從皮脂腺排出帶有油脂的汗水，才有排毒的效果。

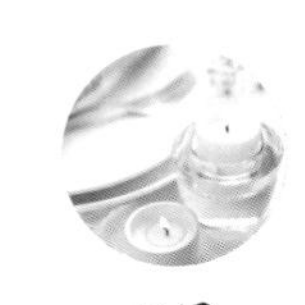

聞出愉悅感的「芳香與草本植物療法」

嗅覺，在我們日常生活中扮演重要的角色，也影響我們對周遭事物的反應。所謂的「芳香療法」就是利用精油的氣味來增進身心健康。

精油屬於高濃度的精華物質，影響的不僅是我們的生理，也包括心理與情緒的層面。某些精油可能會刺激腦部分泌一些化學物質，引起不同的情緒反應，例如：薰衣草精油能增加血清素（5—羥基色胺）的分泌，使身體產生鎮靜的功效。

有機的草本成分

過去幾年，我們常聽到標榜內含有機草本成分的保養品或精油，而會出現「有機」這兩個字的原因，在於當我們使用保養品時，內含成分會被肌膚所吸收，再經由循環進入血液系統。但由於保養品成分大多為草本花果的萃取物，如果這些植物的生長過程有太多化學肥料或農藥等非自然成分，長期使用後，可能會對人體和肌膚造成傷害，而使用有機保養品則能免除原料中殘餘的毒性和持久性殺蟲劑、除草劑、化學肥料等，將可能對人體造成的傷害降至最低。

以我自己的經驗，在購買精油時，首先要確定它是百分之百無污染有機、甚至是活機的植物萃取液，而不是以化學方式製成的芳香物質或人工香精。化學芳香劑不適合用於芳香療法，因為它不會引起體內的生化反應。活機概念的精油是直接萃取野生花草植物的天然精華，保留其活性能量，所以花草植物生長的環境需要在空氣、水源和土壤都沒有受到污染的環境下，尊重大自然賦與的原始生態，不刻意的人為呵護，不施肥，不灑農藥，以「物競天擇，適者生存」的天地平衡機制，歷經自然挑戰而存活的花草植物，會儲存最天然豐富的活機能量，集結最真實純粹的精華，保有最多的有效成分，達到最好的芳療效果。

芳香精油的使用方法

使用芳香精油的方法非常簡單，基本上，只要用基底油（杏仁油、杏果油、葡萄籽油、荷荷芭油、橄欖油）或水稀釋少量的精油，塗抹在身體局部，或直接以嗅聞吸入體內即可。

如果是採取吸入療法，有很多種特別的器具可使用，包括噴霧器、蒸鍋、薰油燈、燈泡圈。使用這些器具前最好先詳讀廠商的使用說明，以免發生危險。或者，你也可以直接從精油的瓶口吸入香氣，簡單又方便。

常見草本精油與用途

◎洋甘菊：一種麻醉鎮痛劑、消炎、解痙劑。對治療頭痛很有效（以濕敷的方式處理）。應用於泡澡、潤絲劑、按摩油，效果都不錯。

◎鼠尾草：一種很芳香的精油，男女都頗適合。可消炎、解痙，還有紓解焦慮及催情功效。幫助對抗失眠。可用於護膚、護髮產品中。注意：懷孕的前幾個月不宜使用。

◎茉莉：一種抗憂鬱、殺菌、鎮定劑。對焦慮、情緒不穩、性冷感、性無能等問題有幫助。對頭皮和皮膚有益。

◎薰衣草：一種有效的抗菌殺蟲劑，能改善免疫系統功能，中和平衡身體狀況，對抗細菌和真菌感染，紓解憂鬱，減輕發炎。對粉刺、燙傷、濕疹、皮膚復原、睡眠問題和舒緩壓力有幫助。

◎檸檬：一種殺菌、收斂劑。增加身體對抗感染的抵抗力。對靜脈曲張、胃潰瘍、焦慮、憂鬱、消化問題有幫助。幫助乳化、分解油脂。可用於頭髮潤絲、清潔傷口，也常見於一些清潔產品中。

檸檬含有抗氧化功效的水溶性維生素C，能有效改善血液循環不佳，並能強化記憶力、提高思考反應的靈活度，檸檬酸能去斑、防止色素沉澱，使肌膚淨白明亮膚色。

◎**柑橘**：平衡、提振情緒。有解痙、再生功效。適用於皮膚保養品。注意：此精油會增加對日光的敏感度，如果打算在戶外待一段時間，請暫時勿使用此精油。

◎**薄荷**：對頭痛、充血、疲勞、發燒、消化不良、肌肉痛、鼻竇炎、胃不舒服等有幫助。有殺菌、解痙、提振精神、幫助再生的功效。適用於沐浴和口腔保養。

◎**玫瑰**：一種抗憂鬱、殺菌、收斂劑，也是一種溫和的鎮定劑。對婦女病、性無能、失眠、神經緊張有益。適用於皮膚保養品。

◎**迷迭香**：一種麻醉鎮痛劑、殺菌、解痙、收斂劑，可提振精神，促進血液循環。對橘皮紋（蜂窩組織）、頭皮屑、掉髮、記憶力問題、頭痛、肌肉痛等有幫助。用在護髮產品中，可幫助潤髮及增加頭髮光澤。注意：如果發生不舒服，要停止使用此精油。未經稀釋時勿直接用於皮膚上。如果有氣喘或支氣管炎，在吸入此精油時要小心使用。有癲癇症的人不宜使用此種精油。

◎**茶樹**：一種強效的抗感染、消炎、殺菌、抗病毒、祛痰、抗黴菌、抗寄生蟲劑。對香港腳、支氣管充血、頭皮屑、昆蟲咬傷、錢癬、酵母菌感染等有幫助。

◎**百里香**：一種殺菌、解痙、祛痰劑。能減輕神經性疼痛、提升記憶力與注意力、安定精神的作用。

◎**生薑**：生薑具辛辣與暖和的作用，能促進皮膚及末梢血液的循環，加速新陳代謝與緩解肌肉痠疼和僵硬。同時兼具殺菌和抑菌效果，廣泛被運用在保健與保養品。

◎**紅花（籽）**：通常萃取其油脂作為肌膚柔潤和保濕用途，紅花籽油含有豐富的必需脂肪酸，可幫助調節膚質、促進新陳代謝、使肌膚柔軟、緊實、有彈性，對於撫平細紋及預防老化有幫助，使肌膚保持健康與年輕。

◎**積雪草**：別名雷公根。其乾燥後的萃取物具有抗氧化作用，能去除老廢角質層，促進皮膚的新陳代謝和治癒傷口，也能增加皮膚的彈性光滑。

◎**花菊**：花色主要為黃、白、粉紅、橙紅及赤紅。可幫助降火氣及潤肺，有緩解眼睛疲勞的效果。能鎮靜舒緩肌膚的疲勞與抗老化。

◎**香茅**：其香氣在東方被視為有避邪淨身效用。對頭痛、胃痛、關節或月經疼痛具有舒緩效果，也被運用在淨化及改善敏感肌膚，達到鎮靜調理的功效。

◎**菩提果**：菩提果散發出的輕柔香味，可令人心神放鬆，亦具有解熱的功效。可養顏美容，調理經血、疏肝理氣及改善內分泌失調。能幫助肌膚光滑柔嫩與減少皺紋產生。

◎**薑根**：薑根具有抗噁心嘔吐、維持心血管健康、增加免疫功能，防止暈眩、暈車的效用。也被運用在加強肌膚的抗菌力與新陳代謝；具活絡血液與明亮膚色的功效。

◎**檸檬香茅**：檸檬香茅為多年生草本植物，同屬香茅種，但其具有檸檬香氣。呈叢生狀，每叢直徑最高可達約兩公尺，葉片寬條形。能幫助消除疲勞、紓解肌肉痠痛，治療感冒及增強抵抗力，調理平衡皮膚油脂，並有柔嫩肌膚的效果。

◎**山竹果**：含有豐富的營養素，對抗體弱、營養不良、病後氣血不足，都有很好的調養作用。美容保養上的功效則為改善肌膚細紋，幫助肌膚恢復年輕彈性。

◎**紫蘇**：能幫助緩解身體的陰寒虛冷，並調理氣血循環。也被運用在美膚保養品，能讓肌膚光滑潤澤，同時抗氧化與增加彈力。

◎**羅望子**：羅望子又名酸豆樹，由於具備非常好的抗氧化效果及天然果酸，常被用來抗老化與去角質，幫助肌膚恢復柔滑彈性，並修護受損肌膚。

◎**薑黃**：薑黃具有活血功能，其萃取物對心血管有許多健康效益，所以被列為長壽食物。可幫助殺菌與加速肌膚新陳代謝。

◎**番鬱金**：多年生草本，又稱為「山奈」。其所含成分能夠抗發炎、止痛與抗潰瘍、抗氧化效果，也被常作為美容保養品，具有鎮靜和修護肌膚的功效。

常見草本植物對身體的功效

◎黃耆：被當作一種保護免疫系統的滋補品，協助腎上腺功能及消化系統，促進新陳代謝、造成自發性的排汗、促進修復能力、提供體力以對抗疲勞和緩衝壓力、增加精力。對於傷風、流行性感冒以及缺乏免疫力的疾病（如：愛滋病、癌症、腫瘤等）有益，對慢性肺臟疾病也有幫助。

◎牛蒡：可作為抗氧化劑，藉由幫助控制細胞出現突變，進而抵抗癌症。並可協助過多的液體、尿酸及毒素排出體外。牛蒡具有抗細菌和抗黴菌的特性，可純化血液、恢復肝臟及膽囊的功能、刺激消化及免疫系統作用，以及幫助改善癬與面皰這類的皮膚問題，並可減輕痛風和更年期的症狀。牛蒡根可用來滋潤頭髮，以促進頭皮及頭髮的健康。

◎甜菜根：含豐富維生素B_{12}、葉酸及鐵質，在體內有造血及新生的功能，可以快速提供身體能量，是經期前後、懷孕期間、病後調養和素食者的最佳天然營養品。甜菜纖維亦可促進鋅與其他礦物質的吸收，增進發育。

◎西芹根：含植物賀爾蒙與精油，具有獨特的香味，可促進腎臟末梢血流、利尿、降血壓、增強體力、幫助入睡、維持體內水分平衡及促進新陳代謝。因為具有扶正固本的特性，而有「歐洲人參」之稱。

◎**馬鈴薯**：含豐富維生素B群、C及礦物質。生馬鈴薯汁熱量低，含豐富纖維素，可幫助維持細胞內液體和電解質的平衡，並維持心臟和血壓正常功能。其中所含的茄鹼可抑制胃酸的過度分泌，在胃黏膜形成緩衝保護膜，紓解胃部的不適。日本人和歐洲人常用來改善胃食道逆流及胃潰瘍。

◎**黑蘿蔔**：黑蘿蔔是菊科植物牛蒡的根，味苦性寒，含豐富維生素B群、C、硫及纖維。黑色外皮裡含有多種微量元素：硒、鉻、錳、碘、銅、鉀，對消化及呼吸系統有幫助，並能刺激肝臟分泌膽汁，增加排毒能力，同時具有袪風熱、消腫排毒的功效。黑蘿蔔是歐美自然療法中，常用於治療及預防肝臟疾病、肝炎和癌症的重要草本植物。

◎**銀杏**：堪稱是地球最老的植物，超過兩億年的歷史，對老化的相關病症均有幫助，特別是腦部血流及中樞神經系統的問題，可改善頭痛、耳鳴、神經痛、記憶力衰退、焦慮、陽痿、多發性硬化症、手腳冰冷等，研究也顯示對活化腦組織有幫助。但正在服用阿斯匹靈、抗凝血劑、抗血小板製劑的疾病患者，以及孕婦、血小板功能異常者、血癌患者皆不宜服用。

◎**奶薊草**：含獨特植物化合物——水飛薊（silymarin），具有抗自由基的特性，並能抑制脂質過度氧化作用，保護肝臟免於毒物的傷害，也可以保護腎臟。另一方面，可以刺激新的肝臟細胞產生，修復肝臟活力，預防肝硬化。對衰弱的免疫系統及肝臟疾病有益，對前列腺癌及乳癌也有抗癌效果。

◎**金盞花**：具有殺菌、消炎、解熱、促進皮膚傷口癒合，同時能幫助調節月經週期、舒緩經痛及降低發燒溫度。不但可以改善如疹子及曬斑這類的皮膚問題，對神經炎以及牙痛也有效。對於小孩尿布疹及其他皮膚問題也有益處。

◎**洋甘菊**：可減輕發炎、刺激食慾、幫助消化及促進睡眠，當作消除水腫的利尿劑和神經滋補品，並能幫助結腸炎、憩室炎、發燒、頭痛及疼痛之舒緩，改善經痛，還可作為較輕微的口腔及牙齦感染的漱口藥。在傳統上，洋甘菊是用於治療壓力和焦慮、消化不良以及失眠的情形。

◎**肉桂**：能減輕腹瀉及反胃的情形、消除脹氣，降低血壓、緩和充血狀況，幫助末梢血液循環、使身體溫暖，以及增強消化作用——特別是在脂質代謝方面；還能抵抗黴菌感染、舒緩感冒初期症狀。對糖尿病、減重、酵母菌感染，以及加強子宮收縮、子宮出血等有效。

◎**丁香**：具有防腐劑及殺菌劑的特性，還可協助消化作用。精油被應用於減輕牙痛和嘴部的局部疼痛，因其殺菌效果佳，也被製成漱口水使用。

◎**蔓越莓（小紅莓）**：含特殊單寧酸，可使尿液變成酸性，預防細菌黏附到膀胱壁造成感染發炎，對腎臟發炎、膀胱及尿道感染者有幫助。所含豐富的天然花青素及維生素C有抗氧化、抗癌的特性，對皮膚也有益處。

◎**蒲公英**：加強體內代謝，幫助腎臟排毒，具有利尿作用。可清血和清肝，及增加膽汁的產量，降低血清膽固醇和尿酸的含量，並可改善腎臟、胰臟、脾臟和胃部的功能。此外，還能減輕更年期症狀、膿腫、貧血、癤、乳房的腫瘤、肝硬化、便秘、水腫、肝炎、黃疸和風濕病，有助於預防乳癌和老人斑。

◎**紫錐花**：可以對抗發炎、細菌及病毒的感染。能刺激某些白血球細胞，對增強免疫和淋巴系統有益。此外，對治療過敏、疝氣、感冒、流行性感冒和其他傳染性疾病也有幫助，可幫助癒合傷口、治療慢性潰瘍。

◎**接骨木**：果實可對抗自由基和發炎，減輕咳嗽和充血狀況，還可造血、並有清血的功能，以及強化細胞膜，增強免疫系統功能，能有效地對抗流行性感冒的病毒，是歐洲人在感冒季節的必備飲品。此外，也可促進排汗，降低發燒的溫度，緩和呼吸及刺激循環。接骨木花則可用來緩和皮膚的疼痛。

◎**黑醋栗**：又稱黑加侖，含豐富植物花青素及礦物質，維生素C是柳丁的四倍，可養顏美容、強化微血管健康、促進新陳代謝、維持體內酸鹼平衡，改善痛風的不適症狀。

◎覆盆子：減少經期的出血，放鬆子宮和腸道的痙攣，強化子宮壁及骨盆腔肌肉，還可促進指甲、骨骼、牙齒和皮膚的健康。對改善腹瀉情況，與一些婦女疾病——如：晨吐、熱潮紅和月經的痙攣及生理疼痛——也有幫助。也可治療趨馬疳瘡。與薄荷一起使用，對減輕害喜而產生的晨吐有效。

◎桑椹：桑椹蘊藏大量的花青素與多酚等物質，可抵抗自由基、延緩老化。此外，桑椹含有多種維他命，如：維他命A、B_1、B_2、C、D和胡蘿蔔素、蘋果酸及鈣質、鐵質等。並能刺激腸黏膜，使分泌增多，促進腸的蠕動，改善脹氣。醫療上，可作胃病、便秘、關節疼痛的治療，能有效提高人體免疫力，是最佳的天然防疫良品。

◎茴香：可作為食慾抑制劑和洗眼液。此外，不但能促進腎臟、肝臟和脾臟功能，也可清肺、利尿、發汗，減輕腹部疼痛、結腸疾病、腸胃脹氣和腸胃道痙攣，與治療胃酸過多，對進行化學治療或放射線治療的病人有益。

◎葫蘆巴：可作為鬆弛劑、腸道潤滑劑，還可降低發燒的溫度，並有助於降低膽固醇和血糖的含量，藉由減少黏液來幫助氣喘及鼻竇。另外能促進乳汁分泌，對眼睛、發炎和肺病也有益。

◎小白菊：可對抗發炎和肌肉痙攣，增加肺臟及支氣管黏液的流動性，刺激食慾、刺激子宮收縮，或減輕噁心和嘔吐。可以有效治療關節炎、結腸炎、發燒、頭痛、偏頭痛、月經問題、肌肉緊繃和疼痛。

◎薑：可清腸、減輕痙攣和抽筋及促進血液循環。具有抗發炎作用，對於疼痛和傷口是一種有效的殺菌劑。可保護肝臟和胃，對治療腸道疾病、血液循環問題、關節炎、發燒、頭痛、熱潮紅、消化不良、孕婦晨吐（害喜）、動暈症（暈車、暈船等之總稱）、肌肉疼痛、噁心和嘔吐很有幫助。

◎山楂：是治療心臟疾病最有效的草藥，常用於擴張冠狀血管、降低血壓和血膽固醇，及恢復心肌壁。可減少人體脂肪量的儲存，增加細胞內維生素C的含量。對於貧血、心血管和循環疾病、高血膽固醇和降低免疫力的疾病有幫助。

◎薰衣草：具有紓壓、改善失眠、消除壓力和沮喪的功效，也能調整皮脂、改善皮膚問題。對於燒燙傷、頭痛、牛皮癬和其他皮膚疾病有幫助。但在懷孕初期，要避免用薰衣草製成的精油。

◎檸檬香茅：是一種收斂劑、滋補劑，且可幫助消化，對皮膚和指甲有益。對於治療發燒、頭痛和刺激腸道有幫助。

◎甘草：具有抗過敏作用，可對抗病毒、細菌和寄生蟲的感染，同時能清腸、減少肌肉痙攣、增加肺臟和支氣管黏液的流動性，促進腎上腺的功能。並有助於抑制牙菌斑的形成，及預防細菌黏在牙齒的琺瑯質上。對於改善過敏、氣喘、慢性疲勞、沮喪、肺氣腫、前列腺腫大、發燒、疱疹病毒感染、低血糖症、低血壓、腺體的功能、發炎性腸道疾病、經前症候群、更年期症狀和上呼吸道感染有幫助。

◎**橄欖葉**：可對抗所有種類的細菌、病毒、黴菌和寄生蟲，預防傷風和流行性感冒。此外，還有抗氧化的特性及降低血壓的作用。並且有助於改善感染性疾病和慢性疲勞症候群、腹瀉、發炎性關節炎和牛皮癬。

◎**羅勒**：含有抑制腫瘤細胞增生的物質，並可驅逐蠕蟲、釋放氣體、刺激消化系統的正常活動、使呼吸清新。有助於膀胱、腎臟、肝臟、肺臟、胃和甲狀腺的功能。對改善夜尿症、液體滯留、脹氣、口臭、血壓較高、消化不良、腎臟疾病、肥胖和前列腺疾病有幫助。

◎**西番蓮**：有溫和的鎮靜效果，有助於降低血壓，幫助睡眠。對焦慮、過動、失眠、神經炎、頭痛等壓力造成的神經痛有幫助。

◎**薄荷**：可改善胃腸脹氣，舒緩腸道燥熱，改善腹瀉，增加胃的酸性，有助於消化，可輕微的麻醉黏膜和腸胃道，用於受寒感冒、腹痛、頭痛、心臟疾病、消化不良、腸躁症、噁心、食慾不佳、風濕病和痙攣。對於改善濕疹、癬疥引起的搔癢也很有效。

◎**櫻草花**：增進心血管的健康，有助於減輕體重和降低血壓，是一種天然的動情激素促進質，有助於治療酒精中毒、關節炎、熱潮紅、月經的問題，如痙攣和嚴重出血、多發性硬化症和皮膚病。

◎**紅花苜蓿**：可對抗發炎、抑制食慾和純化血液，有祛痰、抗痙攣和放鬆的效果。對細菌性感染、咳嗽、支氣管炎、肺炎、發炎性腸道疾病、腎臟疾病、肝臟疾病、皮膚病和衰弱的免疫系統有益。

◎**玫瑰**：可養顏美容、提振精神、平衡賀爾蒙，對膀胱問題和各種感染有益，新鮮的玫瑰果是維生素C的良好來源，玫瑰果茶對治療腹瀉有幫助。

◎**迷迭香**：可對抗自由基、發炎、細菌和黴菌。鬆弛胃部、刺激血液循環和消化，而且是一種收斂劑、消除充血劑。可改善腦部的血液循環，也有助於去除肝臟的毒性，對頭痛、高血壓和低血壓、血液循環問題和月經的痙攣都有益，可作為一種抗菌的止咳藥。

◎**鼠尾草**：具有消除精神疲勞、補充體力、提高注意力，可刺激中樞神經系統及消化道，而且對身體有動情效應。對於因為更年期或是子宮切除手術所引起的動情素分泌不足，引起的生理不順或更年期障礙的症狀有益處。對因病引起的口腔或咽喉症狀，如扁桃腺炎也有好處。以藥草茶的形式，可用來沖洗頭髮以促進光澤（特別是深色頭髮）及生長。

◎**金絲桃草（又稱聖約翰草）**：是世界上受到最多次研究及廣泛使用的抗憂鬱草

藥，對失眠、憂鬱症及神經疼痛有益處，有助於精神壓力的調控。實驗證實擁有抗病毒、細菌及消炎的功效，可保護骨髓及腸黏膜免於X光的傷害。局部使用，其油有助於傷口的癒合。

◎**百里香**：可幫助排氣並減輕發燒、頭痛，有很強的防腐性，可降低血膽固醇值。對氣喘、支氣管炎、哮喘和其他呼吸道的問題有益，有助於發燒、頭痛和肺部疾病，消除由念珠菌引起的頭皮癢和頭皮屑。

◎**薑黃**：可對抗自由基的傷害，保護肝臟對抗毒素，抑制血小板凝集，幫助血液循環，降低血膽固醇和增進血管的健康。有抗菌、抗癌和抗感染的特性，對所有類型的關節炎都有助益。

◎**纈草**：可當作鎮靜劑作用，促進血液循環和降低感冒時分泌的鼻涕。對於焦慮、疲勞、高血壓、失眠症、腸躁症、經痛及肌肉抽筋、神經痛、抽筋、緊張和潰瘍有助益。

◎**馬鞭草**：可強化神經系統，促進肝臟和膽囊的健康，降低興奮感和緊張感，增加排汗。規律月經週期和增進泌乳，並常用來治療輕微的憂鬱症、失眠症、頭痛、牙痛、傷口、發寒和發燒。

◎**香蜂葉**：促進消化，對感冒、頭痛、喉嚨疼痛具有緩和作用。具安定神經，使心情放輕鬆的效果，可改善失眠，是歐美最普遍有效的抗憂鬱飲品。對抑制黴菌和濕疹也頗有效。

◎**洛神花**：味酸，是夏日清涼飲料，清熱止渴，幫助消化，調解酒醉，能促進排汗活絡氣血循環、改善心血管病變。

◎**甜菊葉**：最佳代糖，適用於糖尿病患者、減肥者，食用後不發胖、不蛀牙。

◎**七葉膽**：消炎解毒、止咳祛痰，用於動脈硬化、白髮、胃潰瘍，長期服用的話可延年益壽、煥發精神。

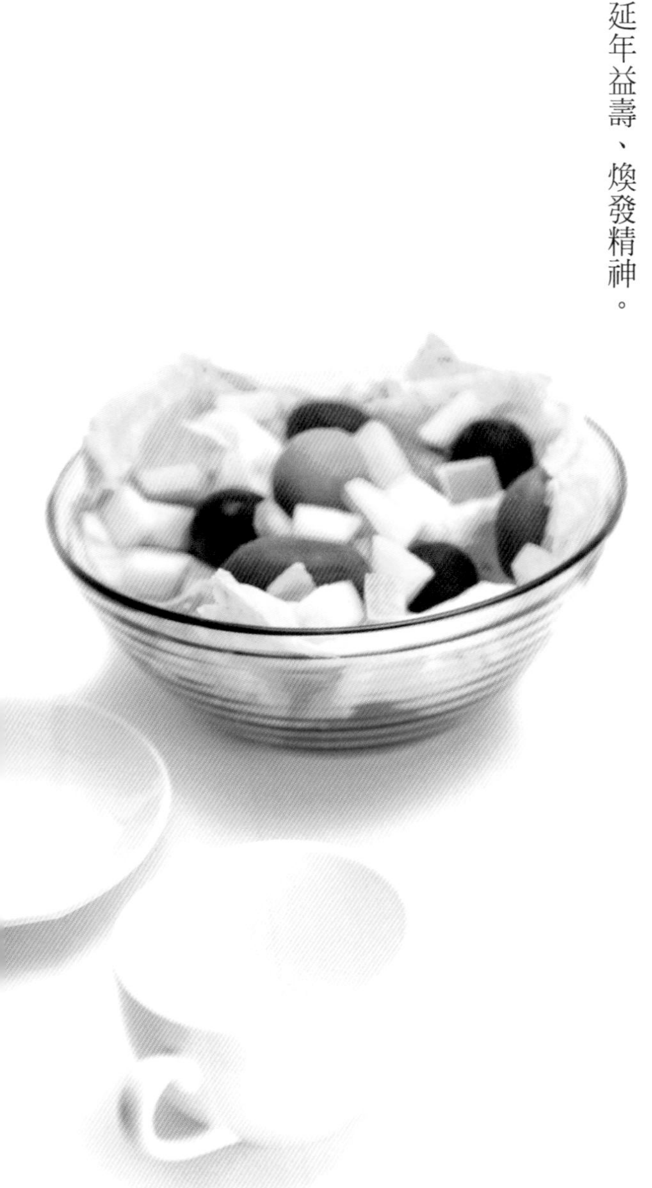

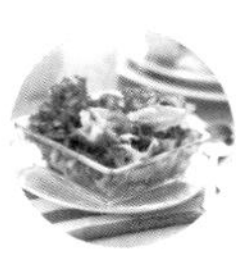

察顏觀色調節身心的「顏色療法」

顏色對我們的思想、情緒、健康和行為有直接的影響。科學家經過多年的研究，發現人之所以會偏好某些顏色，跟它帶給我們的特殊感覺有關。顏色可以說是某種波長的光，光則是可見的輻射能，當光能進入體內時，會刺激我們的腦下腺及松果腺，影響某些賀爾蒙的運作，進而造成許多生理反應。

科學家另一項更驚人的發現是：顏色對盲人也有影響。即使看不見，盲人似乎也可以藉由體內產生的能量震動來感覺顏色。

當你想藉由一種顏色來改變心情或紓解身體不適時，就要選擇能符合目標的顏色，所以首先要了解顏色對人體的影響：

藍色：

藍色是大海和天空的自然顏色，有放鬆、安詳、鎮定的作用，據說也有降低血壓、心跳與呼吸的效果。在濕熱的環境裡，藍色則有涼爽的作用，對浮躁的情緒有平靜效果。

綠色：

綠色是自然界最豐富的顏色，代表春天的色彩，象徵著嶄新的開始。綠色和藍色一樣能令人放鬆身心，憂鬱、沮喪或焦慮的人可以從綠色的環境中得到解放。另有研究指出，綠色對改善神經疾病、心臟問題與精神疲憊也有幫助。

紫色：

紫色和藍色、綠色一樣能創造安詳、寧靜的空間，同時，紫色也會抑制食慾，對於改善頭皮、腎臟問題以及偏頭痛也有幫助。

紅色：

紅色可以刺激及暖化身體，增加心跳、腦波活動與呼吸。紅色代表著熱情與能量，對性無能、性冷感、貧血、膀胱感染、皮膚問題有幫助。但是，有高血壓的人應避免把房間佈置成紅色的，以免使血壓升高。相反的，紅色對於低血壓的人則有幫助。

粉紅色：

粉紅色有鬆弛肌肉、紓解身心的功效。另外一項研究則發現，粉紅色對有暴力傾向的人具有鎮靜功效，因此監獄、醫院、少年感化院、戒毒中心等處，常用粉紅色來佈置環境。

橘色：

橘色可以刺激食慾及消除疲勞，選用橘色的餐墊及桌布，可以讓挑食的人或是因生病而缺乏胃口的人食慾大振。所以，想要減肥的人應避免橘色的環境。橘色也可能有助改善身體虛弱、過敏、便秘等問題。

黃色：

黃色是最讓人印象深刻的顏色，當你想要記得某件事情時，可以寫在黃色的紙上。同時，黃色也可以提升血壓、增快心跳，不過效果比紅色略遜一籌。黃色是陽光的顏色，因此有產生能量的效用。

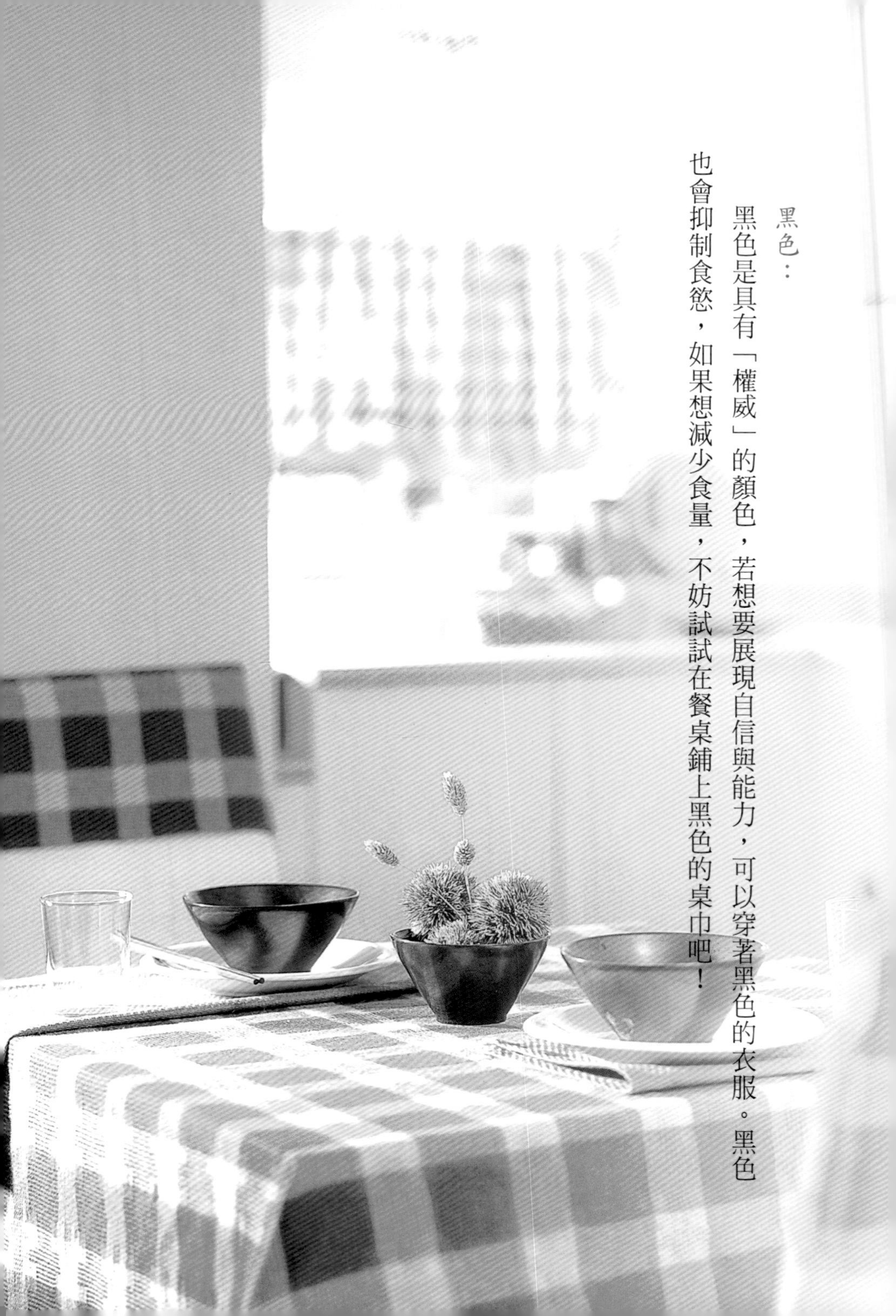

黑色：

黑色是具有「權威」的顏色，若想要展現自信與能力，可以穿著黑色的衣服。黑色也會抑制食慾，如果想減少食量，不妨試試在餐桌鋪上黑色的桌巾吧！

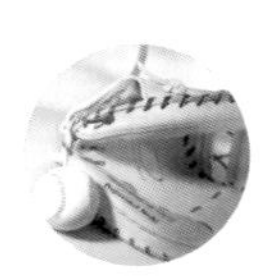

要活就要動的「運動療法」

我們常說「活動」一下筋骨，言下之意就是「要活就要動」，想要常保青春與健康，不外乎均衡的營養加上適當的運動，這樣做可讓全身上下包括生理與心理都通體舒暢。最重要的是，運動可以幫助身體排毒。

做運動促進排毒的具體表現包括：出汗、促進排便和排尿、改善呼吸系統、加速血液及淋巴循環。另外，持續且規律的運動習慣更可以幫助改善消化與排泄系統的功能，加強心肺功能，增強耐力與體能。運動除了對身體好處多多，有研究顯示，定期運動還可以減少壓力與焦慮，提升好心情，增加幸福的感受，也能降低憂鬱感。

至於不運動會怎樣呢？根據《美國醫學學會期刊》在一九九六年的一篇報導指出，缺乏運動對於身體的威脅和抽煙差不多，對健康的影響甚至比高血壓、高膽固醇或肥胖還嚴重！

每日所需的運動類型可以簡單分類如下，各有各的用途：

有氧或耐力運動

可改善身體利用燃料與氧氣的能力。所謂的有氧運動指的是強度低、有節奏、持續時間長的運動，包括：跳舞、游泳、騎腳踏車、慢跑、快走、打太極拳等。當我們在進行有氧運動時，肌肉的血液供應量與全身的充氧量增加，對心臟血管系統有益。每天只要做二十到三十分鐘有氧運動，即可有效降低血壓與強化心臟功能。

全身關節運動

能夠幫助維護關節的完整移動能力，有助於減少關節僵硬，使關節保有彈性。方法是把身體所有部位的關節，由下而上或由上而下輪流活動開來，例如：把手臂伸出去在空中做環狀繞轉、雙腳及脊椎關節做環狀旋轉運動、轉動脖子、轉動腰部等等。做這種動作需要某些程度的柔軟度與彈性，因此做之前要先暖身；做的時候，速度和力道不宜過快，以免造成關節傷害。

伸展肌肉運動

可幫助維護肌肉耐力及伸展力。方法是把身體各部位的肌肉輪流伸展到不能再伸展的極限，例如：把手臂或雙腿往上、下、左、右盡力伸展，加上轉頭及轉身運動、彎腰運動等等。

按摩拍打運動

可幫助淋巴循環及經絡順暢。方法是以雙手指腹輕輕敲打身體各個部位，尤其是淋巴腺較密集的部位，例如：脖子、腋下、大腿內側。這樣從頭到腳地按摩身體，可以打通經絡、促進局部血液循環，尤其是感覺痠痛的地方，可以使用促進循環的精油加強功效，這些地方大多是一些容易阻塞的經絡穴位，經過按摩拍打，可以幫助其循環順暢。

運動最重要的就是持之以恆，循序漸進，千萬不要突然大量地運動，不妨慢慢地訓練自己每週最少運動三天，每次最少三十分鐘，每次讓心跳超過一百三十下。最好的持續方法是培養出運動的興趣，只有快樂地運動，才能養成持久的習慣。

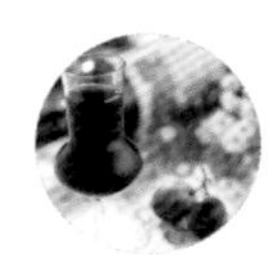

聽對音樂，放輕鬆！幫助舒壓的「聲音療法」

我們常聽說「聽音樂可以讓人放鬆心情」，但是很多人可能不知道箇中道理。根據科學證明，只要「聽對音樂」，的確有放鬆的效果。例如：只要聆聽到某些特別波長的音樂，就能幫助我們的腦波放鬆，達到消除緊張及壓力的效果。這些特定波長的音樂包括：柔美的旋律、古典音樂（尤其是莫札特的曲子），另外，大自然中的微風或小河的流水聲，也都屬於這種特定的聲音波長。

所謂的「音樂療法」，是利用音樂的效果來治療身體、心理或情緒上的問題，包括紓解憂鬱、緊張、高血壓、氣喘、偏頭痛、潰瘍以及許多其他身體上的毛病。音樂也可以用來刺激或調節身體的動作，成為物理治療的一部分。

「音樂療法」已經行之有年，許多心理治療師都會利用大自然的潺潺流水聲、淙淙瀑布聲、鳥叫蟲鳴聲來作為一種治療方式，這些聲音可以有效紓解壓力與憂鬱，使人心情愉快。即使沒有專家的指導，任何人都可以隨時隨地充分利用音樂來放鬆心情。當你覺得緊張、焦慮時，聆聽輕音樂和柔和悅耳的聲音，可以有效減輕壓力、鬆弛肌肉、誘發正面的情緒。這些特別的聲音能促進我們的身體製造出一種「腦內啡」，腦內啡是體內的天然止痛劑，有助於控制疼痛。

現代人的生活壓力大，建議大家平時可以多接近大自然，傾聽自然界發出的各式各樣旋律，如：蟲鳴、鳥叫、風聲、雨聲等，這些都是具有療癒效果的天籟。如果在室內，則可以選擇自己喜歡的曲子，一邊聽音樂一邊看書，或是一邊聽音樂一邊做家事、運動，藉由這些聲音，讓心情感到愉悅，不知不覺間，消除疲勞及壓力。

音樂療法不只是在聽覺上有效果，演奏樂器可以讓人更有自信，而且能強化手指或嘴巴與嘴唇的肌肉，因此也被運用在心理與生理的治療上。

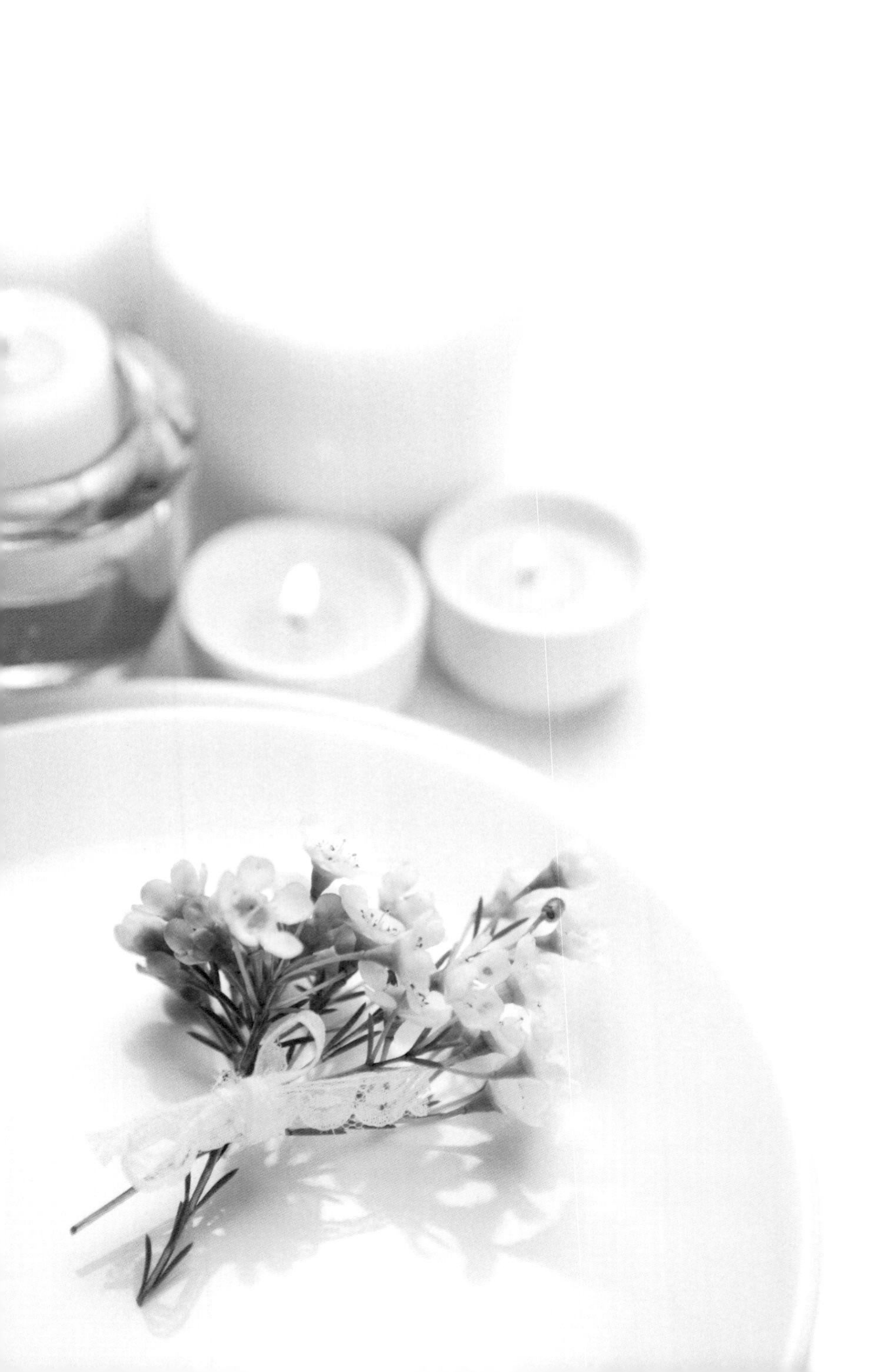

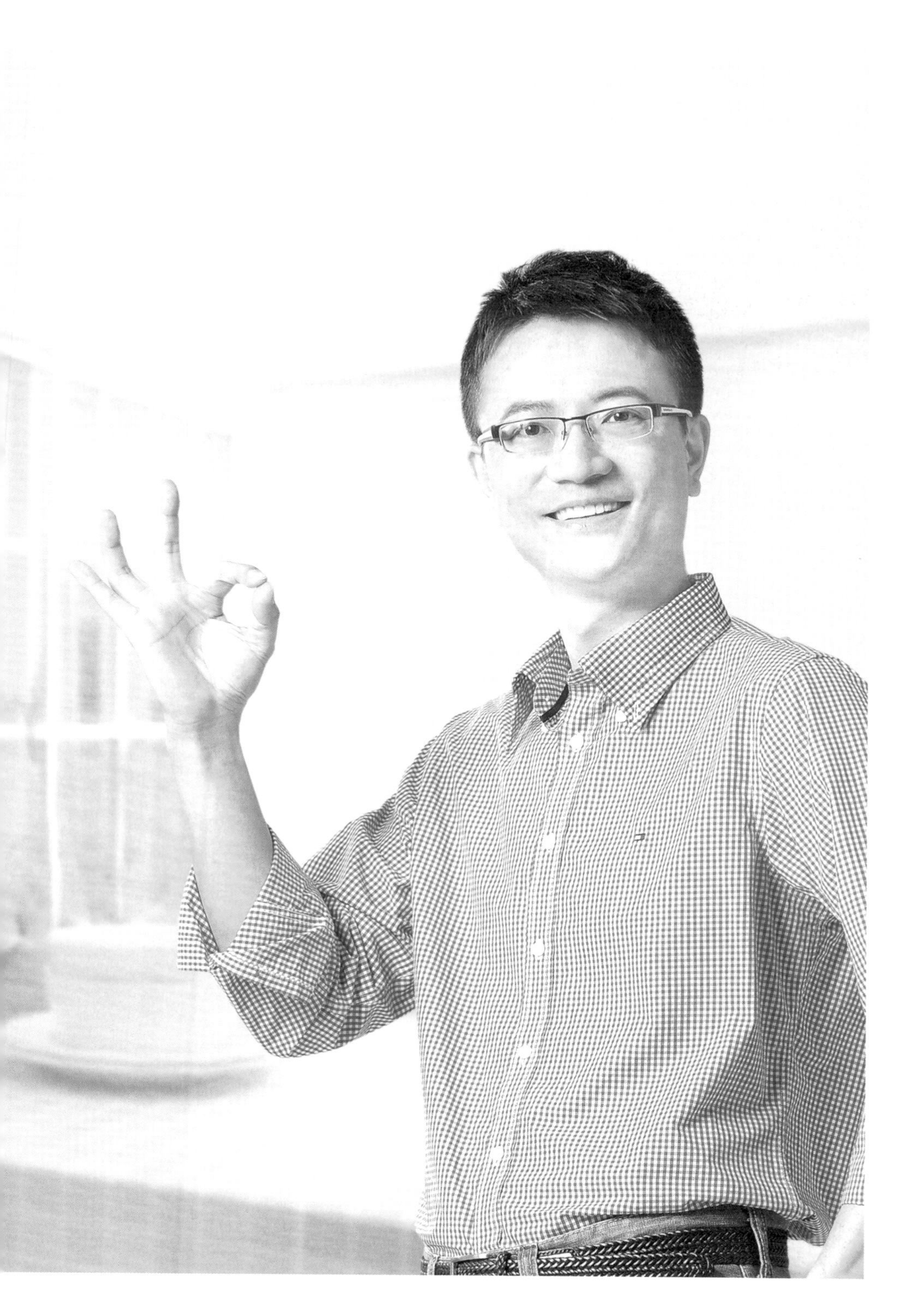

第四章 4

你今天咖啡灌腸了嗎？
排毒清腸每天做！

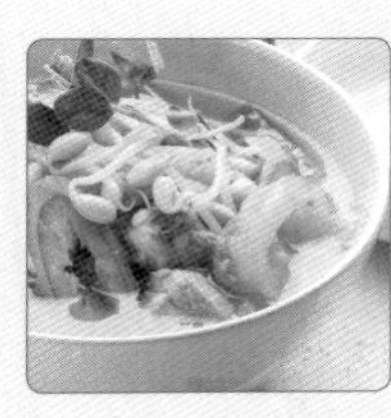

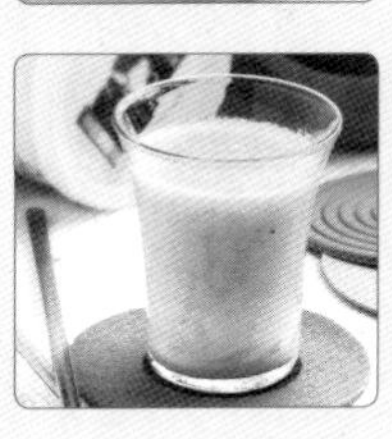

大腸排毒最有效的外在方式，就是咖啡灌腸。咖啡灌腸是目前最方便的排毒方法，各位不妨讓咖啡灌腸成爲日常生活的一部分，每天把體內的垃圾倒乾淨。一旦腸子乾淨了，之後再補充營養，身體才能吸收得更有效率。

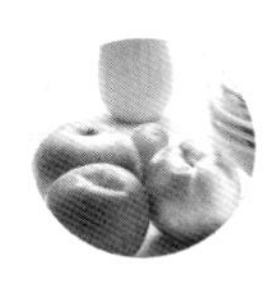

「腸相」讓你知道自己健不健康

看手相、面相能得知人的命運一二，而要知道一個人是否真的健康，則是看「腸相」最準！腸相不僅能顯示腸道目前的健康狀況、預測未來發生腸胃疾病的可能性，同時也是讓每個人長久以來的生活習慣曝光，身體裡所累積的物質一目了然。

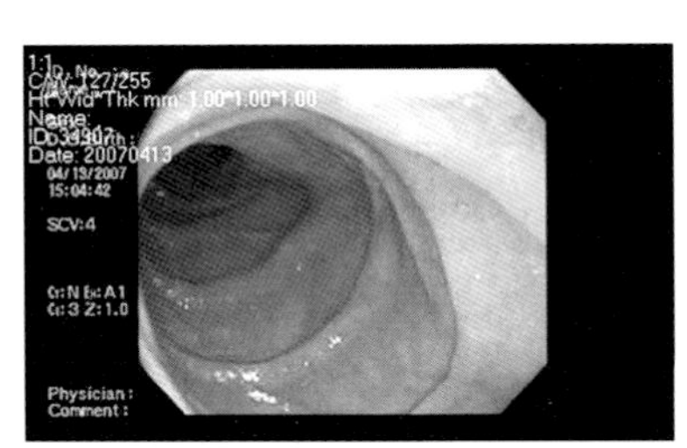

良好的腸相（攝取足夠全穀類食物、海藻、蔬菜六份以上）：健康、柔軟有彈性的大腸。

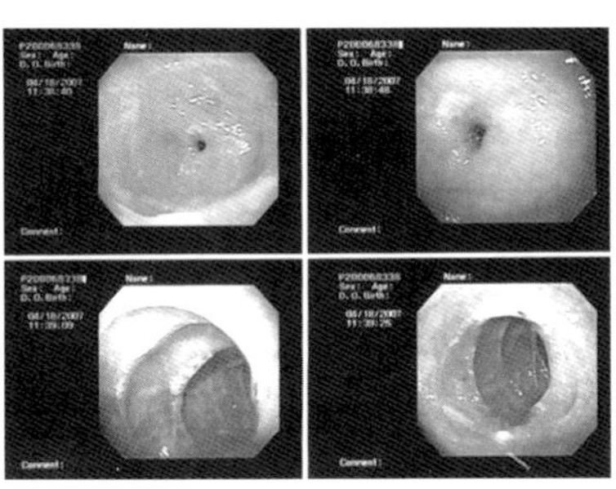

惡劣的腸相（攝取加工食品、動物性食品超過一年以上）：病態、僵化無彈性的大腸。

我們體內產生的毒素廢物，除了新陳代謝之後的廢料之外，還有一部分來自於消化不良的產物，例如：有些食物吃進去卻消化不良、無法吸收，像是蛋白質。腸裡面最常見的毒素就是宿便，宿便就是大分子的毒素，人體不易消化也無法吸收。容易有過敏反應的人，很多都是因為腸子裡有破損、發炎，當宿便累積時，這些無法被細胞吸收的大分子毒素經過傷口侵入體內，因而造成過敏或發炎反應。

排毒可以從血液和腸子兩大方向來探討，兩者相輔相成，血液排毒乾淨，腸相就乾淨；同樣的，腸子排毒正常，血液也會保持正常。大部分的外在毒素都是「吃」進來的，而我們身體中大部分的毒素是由腸道所吸收，進入血液中，造成「毒血症」。因此，進行腸排毒不只能排除腸道中的毒，同時也可以淨化血液。

你有宿便嗎？

現代人最大的問題，就是油脂攝取太多，而且都是不健康的油脂來源，例如：氫化油或過度攝取動物性食品，這些都是造成大腸宿便的主要原因。即使是沒有便秘的人，在正常排便之後也不代表能完全排乾淨。

排便後，記得檢查馬桶

想知道自己有沒有宿便？檢查糞便會不會黏馬桶就是一個指標。

我常在演講時和大家提到這個問題：「你的大便會黏馬桶嗎？」請想想看，馬桶壁有多光滑？糞便卻能沾黏上而且連沖水都沖不掉，那些廢物在我們腸子裡沾黏的程度就可想而知了！糞便會黏馬桶的人，多半是因為吃了太多高油脂、高蛋白和高精製澱粉的食物。常吃高油脂和高蛋白的食物所產生的糞便就像是沙子加上水泥一樣，會變得又硬又重，不易排出；積得越久，宿便就會越來越多。

很多人都有這個問題而不自覺，也有很多人不相信這個論點。「不信的話，試試看連續三餐只吃油炸食物會變怎樣？」我進一步向他們提出建議，相信隔天的糞便就會變得黏稠不易排出，而且會變細，像從中間硬擠出來的。

若是還無法想像以上情況的話，不妨試想一下你家的抽油煙機上所殘留的油漬，如果是剛沾上的，很容易就擦得掉；但是如果隔了幾天不擦，就會越來越難擦掉，當那些油脂逐漸變黏、變硬，最後就會像蠟一樣沾在牆壁上。同樣的情況也可能出現在我們的腸子裡，宿便就是這樣來的。

每天排便一次是不夠的！

很多人問我：「多久沒排便就算是便秘？」一般的標準是三天，但我認為那已經是非常嚴重的便秘。就像每天都要倒垃圾一樣，我們一天如果吃三餐，正常來說也應該一天要排便兩到三次才能清乾淨。很多人以為一天上一次大號就夠了，但我會說一天只上一次大號是輕度便秘，兩次是標準，最好的情況是一天三次。

以我自己的狀況來說，每天習慣排便兩次，一次是早上出門工作之前，另一次則是晚上洗澡前。晚上那一次通常會搭配咖啡灌腸；如果沒有做咖啡灌腸，也會進行腹部按摩來刺激腸子蠕動，讓自己有排便的感覺。

排便是一種可以養成的習慣，我常說：「不管有沒有便意，時間到了，蹲都要蹲出來就對了。」

建議大家可以壓壓看自己的左下腹部，如果是硬硬脹脹的，很可能就是有宿便積在裡面，這時如果做咖啡灌腸，就會發現它變柔軟了。根據我的經驗，只要做完咖啡灌腸、排便乾淨的人，按壓左下腹結腸的位置，觸感都像麻糬一樣柔軟，我看過這樣的案例不下千人。

想要正常排便、不便秘，取決於好水、酵素、纖維和益生菌等四大元素，這四大元素也是影響健康的重要標準（這部分將於第五章詳述）。現代人通常水分補充不足、酵素不夠、纖維素不足，肚子裡的好菌也不夠。正常來說，我們的肚子裡應該要有一公斤重的菌在裡面，菌在腸道健康上扮演了很重要的角色，這些元素的缺乏造成現代人排便不順，宿便容易累積在大腸內。

便秘造成的憩室，是大腸藏污納垢的溫床

有些人在用力排便時，腸子因為壓力的關係，讓結腸壁較脆弱的地方像吹氣球一樣長出一個氣囊出來，就形成了憩室。它是一種良性的囊袋，是大腸最容易藏污納垢的地方，如果不處理，久而久之就有形成大腸癌的可能。

憩室一旦長出來就不易消除，老人家和便秘者有百分之三十到四十的人都會有憩室，平時不痛不癢，就像盲腸一樣，如果沒有髒東西跑進去就沒事，但如果排泄物囤積其中，就容易發生感染或發炎。因此，已經有憩室的人應以斷食、灌腸來定期清除裡面的髒東西。

毒素不清，會累積成癌

在大腸癌的發生部位和發生機率中，直腸和乙狀結腸得癌症的機率最高，幾乎有百分之七十的腸癌都集中從肛門上來六十公分的這一段，因為這裡是宿便最容易囤積的地方，毒素都累積在這裡，這段腸子就像家裡的垃圾桶，等到垃圾積滿了才會去倒。咖啡灌腸最主要就是針對這一段腸道進行清腸排毒。

腸癌目前高居國人癌症發生人數的第一名，是有跡可循的，證明現代人飲食中的毒素真的太嚴重，加上排泄不良，宿便的毒素都累積在大腸內。

大腸癌的發生部位與發生機率

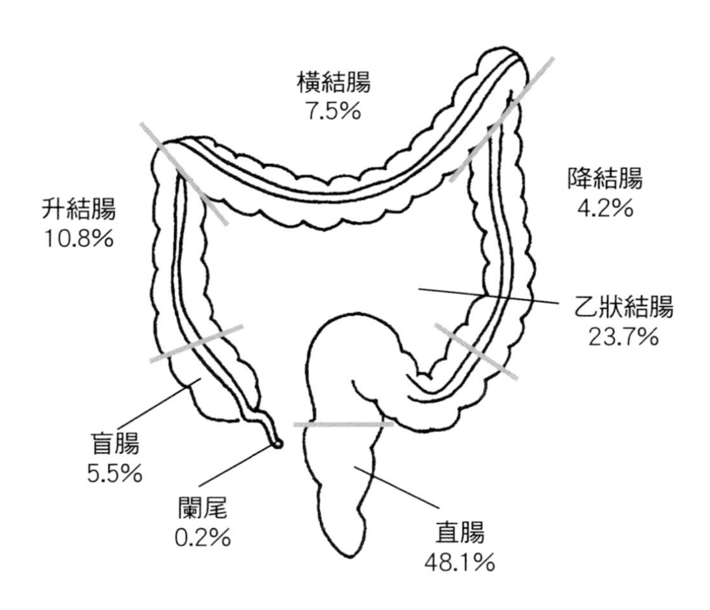

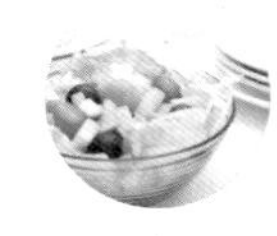

爲什麼要做咖啡灌腸？

以我自身爲例

數年前，我曾和「無毒的家」的夥伴們一起遠赴德國布魯士——哥森自然療法中心體驗咖啡灌腸療法。回國後，我仔細研讀了哥森療法（Gerson Therapy）的理論基礎，以及美國著名的排毒專家Sherry A. Rogers M.D.所寫的《Wellness Against All Odds》（疑難雜症排毒大全），這本書對於咖啡灌腸有非常詳細的解釋。

「無毒的家」國際連鎖的創辦人王康裕先生在灌腸期間，每六個月便做一次血液的追蹤，觀察自己的膽固醇、中性脂肪、紅血球、白血球及礦物質的變化，結果發現從他定期做咖啡灌腸之後，總膽固醇從兩百零七降到一百七十二，中性脂肪從兩百一十三降到六十六，紅、白血球一切正常，健康狀況也有了明顯改變。這讓我從此對咖啡灌腸的理論與實際成效完全信服，數年來，我和妻子每天至少做一次咖啡灌腸，連出差、出國旅行時也不例外。我的小女兒三歲時曾經誤食了好幾個口香糖，也是透過咖啡灌腸幫助其加速排除，連小朋友都覺得非常舒服。

最方便的排毒法

大腸排毒最有效的外在方式，就是咖啡灌腸。

其實，灌腸還有用水療的方式，但是需要專業設備及專業人員協助，所以無法普及化，而且也不能經常做，因為水療插入體內的管子較粗，比較不舒服。

咖啡灌腸是目前最方便的排毒方法，各位不妨讓咖啡灌腸成為日常生活的一部分，每天把體內的垃圾倒乾淨。一旦腸子乾淨了，之後再補充營養，身體才能吸收得更有效率。

咖啡灌腸的好處

◎促進大腸的蠕動，讓排便順暢。
◎正常的排便無法讓積留在乙狀結腸附近的廢物完全淨空。
◎在正常的排便後，實施咖啡灌腸，發現仍有很多的廢物排出，證實了以上說法。
◎促進肝臟中穀胱甘肽的活性可達六點五倍之多，強化肝臟的解毒能力。

◎做咖啡灌腸時，咖啡中所含的咖啡因具有擴張血管的效果，從大腸吸收，透過門靜脈循環，快速地進入肝臟分解，同時打開及放鬆膽管，讓肝臟所解毒出的物質快速進入十二指腸、小腸，最後經由大腸排掉。

什麼是咖啡灌腸？

咖啡灌腸（Coffee Enema）的方法與一般灌腸大同小異，都能清腸、排宿便，不過使用的灌腸液是咖啡。早在兩千年前，歐洲的古書中已有咖啡灌腸的記載，而第一次世界大戰時，缺乏麻醉劑及嗎啡，咖啡灌腸因為有止痛的效果，曾被德軍在開刀時用來減輕病患的痛苦。後來德國有兩位醫學院的教授，以老鼠進行咖啡灌腸試驗，發現不僅能清腸、止痛，還有促進肝臟排毒的效果，進而奠定了咖啡灌腸的醫療背景。一九八一年，華登堡醫師以科學證明咖啡含有的成分，可幫助酵素分解血液中的毒素，使得有數十年傳統的咖啡灌腸法的效用重新受到肯定。日本新谷弘實醫師更以其本人三十年咖啡灌腸的經驗及病患的臨床結果，參考上述的研究資料，著書大力提倡咖啡灌腸，在全世界造成熱烈回響。

現代著名的自然療法之父哥森醫師，在以補充有機生長的新鮮蔬果為基礎而發展出的排毒理論中，最推崇咖啡灌腸，他在治療癌症病患時，提供癌症病患大量的蔬果汁，這些蔬果汁有快速排毒作用，使病人的血液裡充滿了大量肝臟無法及時排除的毒素，所以哥森用一天五至六次的咖啡灌腸，幫助肝臟解毒，以舒緩患者因大量毒素排到血液中所造成的昏沉感甚至頭痛。哥森醫師提倡的代謝療法重點就是結腸清潔。第一先清腸排毒，第二補充完整營養，最後才能對抗疾病。

為什麼要用「咖啡」來灌腸？

咖啡灌腸是最容易被接受和實行的方法

每當我在介紹咖啡灌腸時，最常被問到的問題就是為什麼是「咖啡」？其實醫學界也曾經以檸檬汁、小麥草汁、蘆薈或特殊的草本茶來做灌腸液，功效各有不同，結果顯示咖啡是最易被接受和實行的方法。也有專家學者主張用檸檬汁，我自己也曾經試過，因為檸檬汁更酸、更刺激，適合便秘嚴重者讓腸子恢復蠕動。

選擇以咖啡來灌腸的原因還包括：咖啡中所含的咖啡因及茶鹼（theophylline）能刺激腸子蠕動，擴張腸壁的血管並緩和腸炎。再加上咖啡因還能透過腸道的直接吸收，促進肝臟穀胱甘肽的活性，而達到加速排毒的效果。

原本酵素是人體自己會合成的，但是體內酵素會隨著年齡和飲食習慣不好而減少。穀胱甘肽為肝臟解毒和消除自由基最重要的酵素之一，它是一種抗氧化的酵素，可以避免自由基的傷害，同時幫助身體抵抗抽煙、飲酒所造成的肝損傷，也是重金屬與藥物的解毒劑。

爲什麼用「灌」的？不用「喝」的？

也許有人會問：既然咖啡有這些好處，為什麼不直接用喝的，而要用灌腸的方式來排毒呢？

原因在於，咖啡用喝的會先經過胃和小腸，咖啡中的丹寧酸會刺激胃壁，也會殺死小腸中的好菌。很多人喝咖啡會心悸，是因為咖啡因經由胃和小腸等上消化道吸收，直接跟著血液進入腦部及心臟，才有提神效果和心悸的產生。

但是如果用灌腸的方式，讓咖啡從下消化道的直腸直接灌入，咖啡中的丹寧酸可以殺死直腸中的壞菌，同時刺激大腸蠕動。而咖啡因和茶鹼也會經由腸直接吸收至肝臟，促使迅速打開膽管，刺激肝臟分泌解毒酵素，讓肝臟的解毒物質順利排出，而達到排毒的效果。咖啡灌腸是利用「肝循環」，從下消化道的直腸直接將咖啡中的成分吸收進入肝臟，肝經過解毒之後再釋放出來，因此即使經過心臟也不會產生心悸。

所謂的「肝循環」是什麼？我們所有的器官都有連接一條動脈負責輸送養分及氧氣，一條靜脈負責排出廢物及二氧化碳，唯有肝臟比較特別，有兩大血管通往肝臟：肝動脈和門靜脈。肝動脈來自腹腔幹，將直接來自心臟的動脈血輸入肝臟，主要供給氧氣。門靜脈引來消化道的靜脈血接收腸道吸收進來的物質，肝臟就可以處理其中的營養物質和毒素廢物，這可說是上天為人類設計的保護機制。這個道理就像有時候病患發燒，醫師會開塞劑處方，就是因為從肛門塞入，用腸吸收藥效比較快。咖啡灌腸也是經由這條「肝門靜脈」進行「肝循環」，將咖啡中的咖啡因及茶鹼，從腸直接吸收到肝臟，促進肝臟解毒及排毒作用。

喝咖啡&咖啡灌腸的不同

品項	喝咖啡	咖啡灌腸
殺菌成分	殺死小腸中的益菌	殺死直腸中的壞菌
吸收	小腸—靜脈—心臟—動脈—肝臟	大腸—門靜脈—肝臟
丹寧酸	刺激胃壁	促進大腸蠕動
機轉	到達肝臟的路徑長，效果較慢，會刺激中樞神經引起心悸和亢奮	咖啡因及茶鹼迅速打開膽管，讓肝臟的解毒物質順利排出
好處	提神、利尿	降低膽固醇及中性脂肪、促進血液循環、提高體溫、淨化大腸、幫助肝解毒、強化肝機能、減輕痛楚、提升免疫力

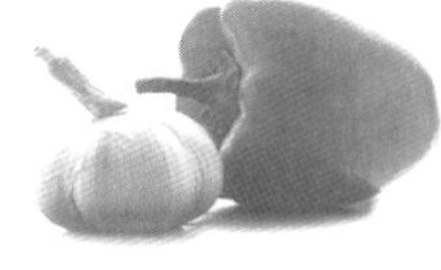

聽說咖啡灌腸會傷害腸內的黏膜？

咖啡灌腸使用的器材為細的軟管，伸入直腸時較不易受傷，咖啡進入的也是下半部的部分，刺激度不算太大，其實是比較溫和的方法。

有很多人誤解咖啡灌腸就是大腸水療，這其實是兩種完全不同的方式。大腸水療是必須到專業醫療診所才能進行的療程，使用器材將水灌進腸子，再吸出來。在進行大腸水療時，腸子因為突然之間被大量的水灌入，腸內壓力增加，會產生強烈的收縮反應，而發生絞痛。（咖啡灌腸因為採用滴入式，則不會發生此現象。）所以進行大腸水療時，必須由有經驗的大腸水療師來操作。

由小腸、大腸到達肝臟的靜脈系統

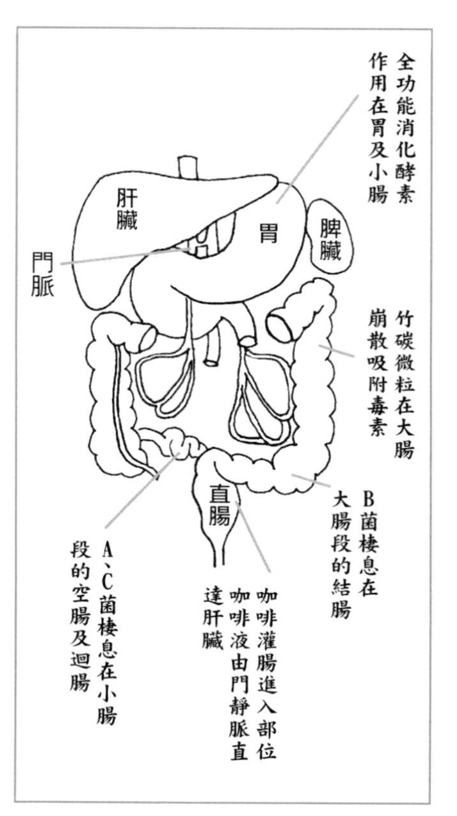

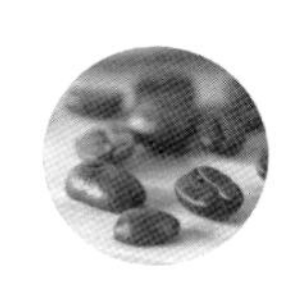

咖啡灌腸排腸毒，就從今天開始吧！

咖啡灌腸十步驟，每天輕鬆排腸毒

步驟１：將灌腸袋清洗乾淨後，關上止水閥

咖啡灌腸使用的灌腸袋，其實就是在點滴袋上加裝灌腸軟管，在一般醫療器材店都可以買得到。每次使用過後清洗消毒乾淨，可以重複使用。

步驟２：將咖啡灌腸液加入約攝氏三十七度的溫水

除了加入接近人類體溫的溫水，建議還可以加入約零點五公克的天然海鹽或海洋深層水來平衡電解質，使灌腸液的電解質更接近人體，提高滲透力。

建議剛開始進行咖啡灌腸的人，第一次只要加入六百毫升的水即可，讓身體先行適應，之後逐次再增加到一千毫升。

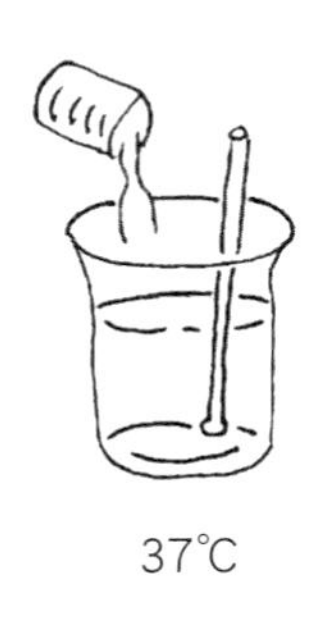

步驟３：將灌腸袋掛在高處

將裝入灌腸液的灌腸袋掛高，約莫一個人的身高即可。我自己的習慣是會用衣架吊起來。

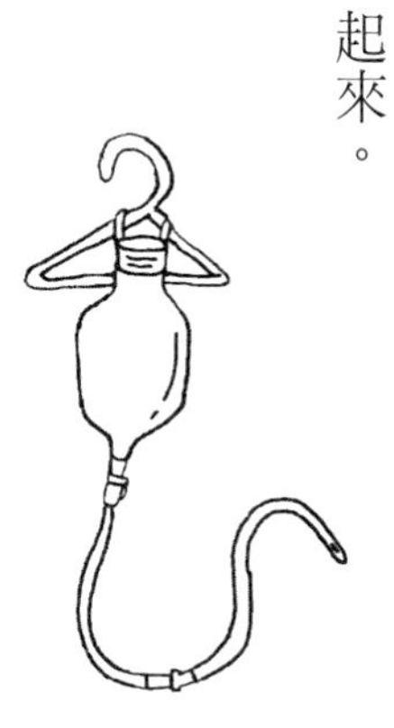

步驟4：擠出灌腸管中的空氣

打開灌腸管上的止水閥，讓液體流出同時將灌腸管內空氣擠出，之後再關上止水閥。

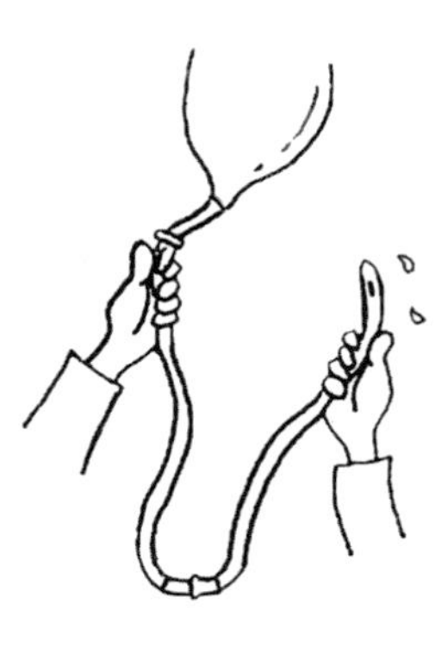

步驟5：將灌腸管前端塗上乳液

建議可塗上天然乳液、液狀的維他命E、蘆薈或是亞麻仁籽油等。

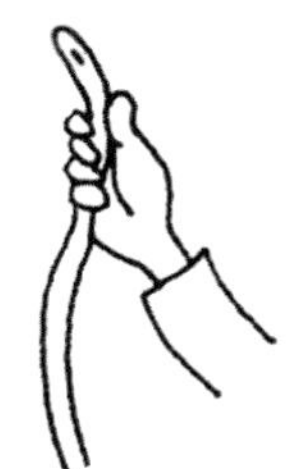

步驟6：身體採右側躺

通常我在進行咖啡灌腸時，會鋪個浴巾躺在床邊的地板上，地點最好不要離廁所太遠。

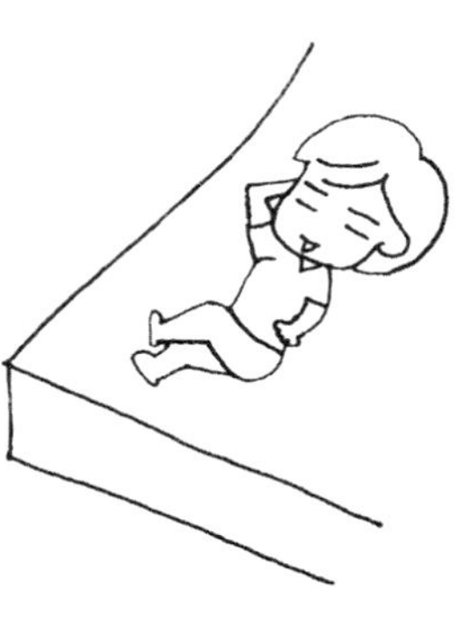

步驟7：將灌腸管插入並打開止水閥

採右側躺姿態，並將左腳自然弓起，將灌腸管輕輕放進肛門約十五公分深，打開止水閥約三分之一，約十五至二十分鐘可滴完。速度視各人情況調整，如果忍不住便意可放慢速度，或是先關掉止水閥，忍住三十秒到一分鐘，等便意減低再繼續。如果真的忍不住，先去上廁所也沒關係，可以分兩次進行也不會影響效果。建議進行灌腸時可以聽聽音樂，放鬆心情。

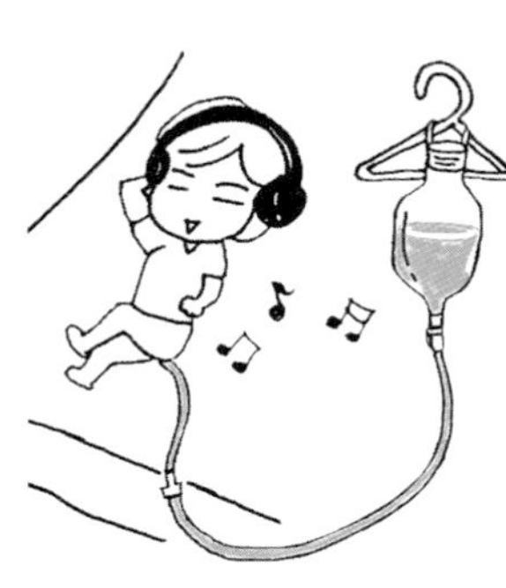

步驟8：滴完後躺正，按摩左側腹部約三到五分鐘

待灌腸液滴完後，身體躺正，可將雙腳蹺起來靠在床上或牆上，身體形成L型。然後從左腹部開始按摩，繞著肚臍以順時針方向進行，按摩三至五分鐘就可以上廁所了。這個時候其實已經會有便意，如果真的忍不住，省略按摩步驟直接去上廁所也可以。但我會建議忍一下，做完按摩會上得更乾淨。在按摩時會聽到肚子裡有水聲，這時灌腸液就像漱口水清潔口腔一樣在清洗腸壁。在上廁所時也可做順時針腹部按摩，幫助將宿便排乾淨。

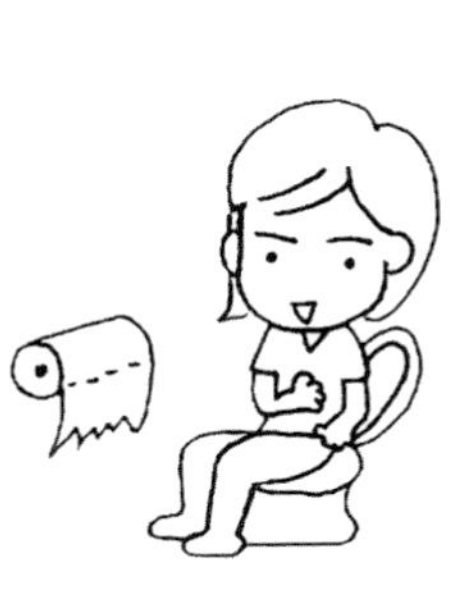

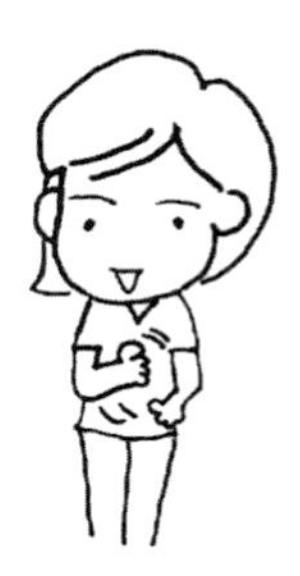

步驟9：灌腸結束後，補充蔬果汁或礦物質及益生菌

在進行灌腸之前和之後都可以喝一杯蔬果汁，以補充流失的水分，同時也平衡一下體內的電解質，降低灌腸時因外來液體侵入可能發生的不適感。灌腸之後也可以吃一點乳酸菌，補充一下腸道內的好菌，加強排毒的效果。

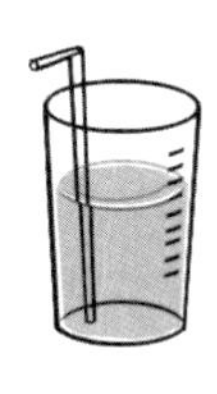

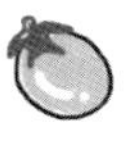

步驟10：清洗器材

灌腸結束之後，灌腸袋裡會留下一些咖啡渣，可以加入過濾水讓它流掉。接觸過肛門的那段灌腸管必須以肥皂清洗乾淨。袋內清乾淨之後，加入天然抑菌劑或酒精讓它再一次流掉，作為消毒。另外在管子的末端也必須進行消毒。

清潔後將灌腸袋和灌腸管保持乾燥，就可以重複使用。連續使用一個月之後再更換新的灌腸軟管。要特別注意的是，即使是家人，也不要共用同一支灌腸管。

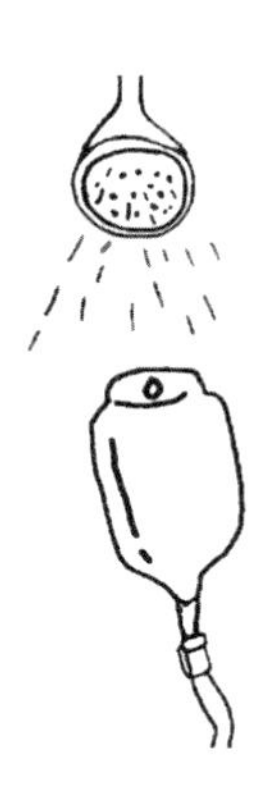

製作咖啡灌腸液

◎材料：

有機咖啡豆十公克（約咖啡專用匙一點五匙），現磨成粉備用。微鹼性的好水一千毫升。

◎做法：

三百毫升水煮開後，將有機咖啡粉放入煮滾約三分鐘，用小火煮十分鐘後，以咖啡濾紙過濾，再加入溫水五百毫升至一千毫升，待咖啡溫度降至如同體溫即可使用。

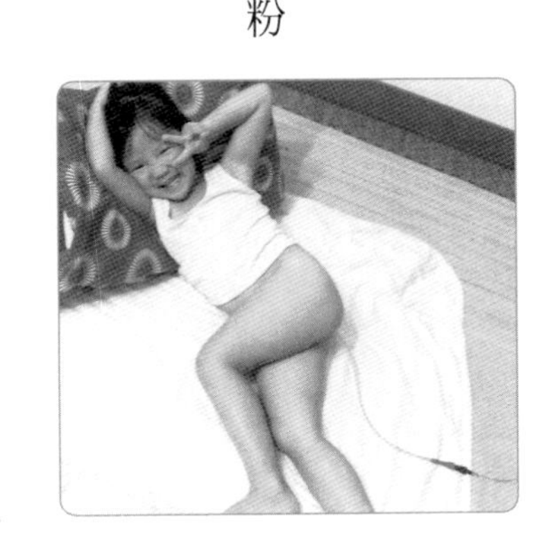

◎說明：

進行咖啡灌腸時，咖啡液會由腸黏膜直接吸收到肝臟，效果非常快，因此自製的咖啡液一定要使用有機咖啡豆，不能使用一般的咖啡豆，才不會有農藥殘留的問題。如果覺得DIY咖啡灌腸液太麻煩，現在市面上有機商店也有販售日本進口的有機咖啡灌腸液，裡面還添加了乳酸菌生成物及天然海鹽，不用自己煮，十分方便。

進行咖啡灌腸時的注意事項

1.灌腸的時間不要太匆促，時間可自行控制於十五至三十分鐘，過程中可聽音樂放鬆心情。

2.進行咖啡灌腸的次數最理想為早晚各一次，最適合的時機為飯後一小時。如果是剛開始進行的人，一天進行一次即可。

3.對於咖啡因等化學物質會產生過敏的人，應將咖啡稀釋成四倍之後再使用。灌腸後，大腸如果發生過度蠕動的情形，應暫停進行並請教專業人員。

4.咖啡中的酸會刺激肛門的皮膚，可能會使痔瘡惡化，或引起裂痔、肛門炎等。因此在灌腸結束之後，建議將沾了肥皂的手指伸入肛門內約二至三公分，再以溫水清洗，擦拭乾淨後於肛門部位塗抹維他命E或蘆薈乳液，以預防痔瘡的發生。

5.進行咖啡灌腸會改變腸道菌叢生態，建議灌腸前後應多喝水或蔬果汁，可搭配纖維素、益生菌及竹炭微粒加強效果。

6.上廁所時一定要做腹部按摩以貫徹效果。

7.灌腸液以一千毫升左右最理想。但可依個人情況，由六百毫升逐漸增加灌腸液的容量至一千毫升左右。

8.咖啡灌腸是協助將大腸內的廢物排除乾淨，縮短廢物在腸內的滯留時間，並無法取代每日正常的排便。

哪些人不適合做咖啡灌腸？

體力差或身體不好的人：若體力不好、身體虛弱的人，進行灌腸後會急速排便，可能引起體內鈉或鉀等礦物質的平衡失調，進而引起貧血現象。

痔瘡出血患者：咖啡灌腸液中的酸會刺激肛門皮膚，可能會使痔瘡惡化。因此，直腸有出血性傷口的人也不適合。

孕婦：孕婦不宜進行咖啡灌腸，尤其在懷孕初期更是禁忌，過於刺激腸道可能會引起子宮異常收縮。

小孩及失去意識的人：十歲以下的小孩除非有嚴重便秘，以及臥床、失去意識的患者或老年人皆不適合。

罹患嚴重腸胃疾病的人：患有大小腸疾病的患者，最好先請教胃腸專科醫師之後再進行。

腸清乾淨了，人更健康了！

我教過很多便秘的人做咖啡灌腸，體驗過之後，他們說只有「暢快」兩字可以形容！第一次做就會有感覺，可以讓人一掃便秘宿便造成的沉重感。

進行咖啡灌腸後的排便，會上得很乾淨，咖啡液伴隨著所有糞便與廢棄物，連同藏在腸道皺摺裡細細碎碎的污垢，也會跟著一同排出。我自己的經驗是，排便先是呈液狀，接著呈泥狀。我曾經試驗過在正常排便之後，馬上進行咖啡灌腸，結果還是會有很多細碎的髒東西排出來，證明即使是平常不會便秘的人，靠自己的力量排便還是會有許多糞便殘留在體內，必須借助灌腸的外在力量才能完全排乾淨。

同時，因為在進行咖啡灌腸時，身體的毒素會大量地排出，有些人在做完之後可能會覺得頭痛。我曾經在斷食營中指導過一群電子產業的上班族進行咖啡灌腸和斷食，他們做完之後，很多人都出現了嚴重的頭痛，這個現象我稱之為「宿疾復發」。因為進行咖啡灌腸和斷食，促使許多沉積在身體裡的陳年毒素開始移動、排出，當毒素經過我們身體比較脆弱或是平常比較操勞的部位時，就會產生敏感、特別不舒服的感覺，不過這樣的不適並不會維持太久。這證明了咖啡灌腸可以加速把身體毒素溶解出來排乾淨，這也是咖啡灌腸一個很重要的機制。

咖啡灌腸後的效果

1.可改善便秘，增加益菌，保持腸內細菌的平衡，改善腸相。
2.可幫助改善肝功能，使身體狀況良好。
3.可促進新陳代謝，對於肥胖者控制體重有所幫助。
4.淨化血液、促進血液循環、淋巴腺循環，進而改善多種皮膚問題。
5.可幫助改善異位性皮膚炎、蕁麻疹等過敏症狀。
6.排除體內毒素後，可改善慢性疲勞、頭痛或肩膀痠痛等症狀。
7.可預防便秘及改善生活習慣。
8.有助於預防老化。

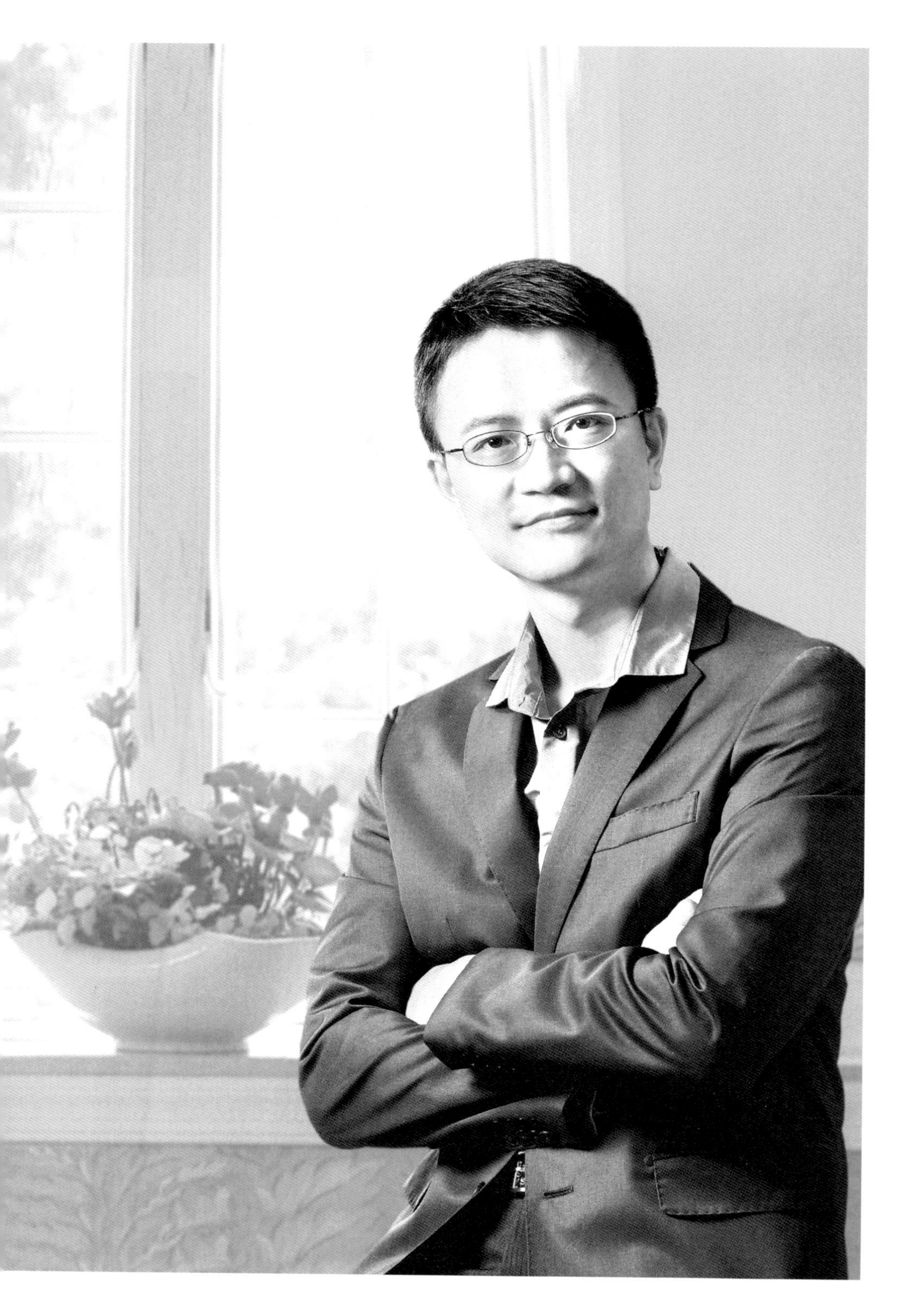

第五章 5

這樣做，提升排毒功力，增強免疫力

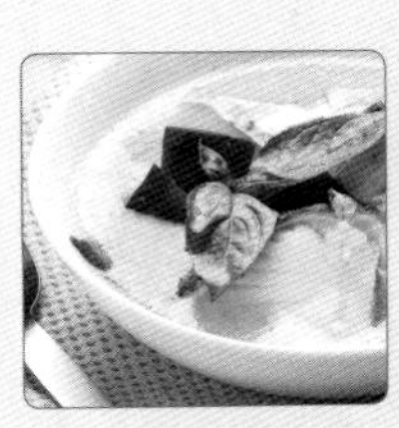

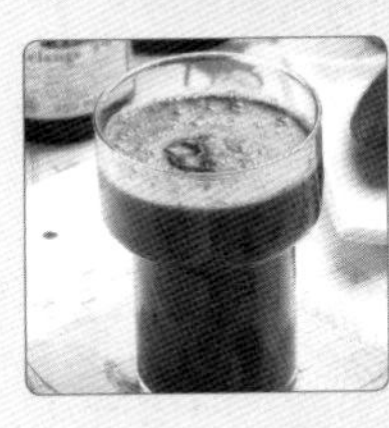

免疫系統就像身體裡的警察，
如果警察反應慢、跑不動就無法消滅病毒。
保持腸道健康，免疫力自然會提升，
而「好水、酵素、益生菌、膳食纖維」
是四項重要的關鍵元素。

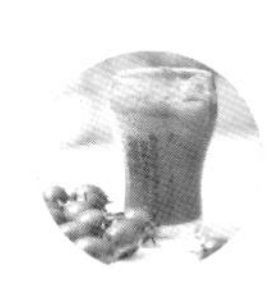

維持免疫力×自律神經×內分泌健康三角關係

什麼是免疫力？我常常在演講時比喻，我們的免疫系統就像身體裡的警察，巡邏時發現入侵者，第一個動作是直接消滅它。如果發現入侵者的數量太多，巡邏警察對付不了，它們就會通報其他夥伴，找來更強的戰力，也就是分泌酵素來支援，這就是「免疫力」。因此，要提高免疫力，就要提高體內免疫細胞的數量和活性，免疫力其實就是這樣簡單的道理。

但是，即使擁有數量足夠的警力，如果警察反應慢、跑不動也一樣沒有用，維持人體健康跟社會秩序是一樣的，當身體的整體環境變得惡劣，活性就會降低。

免疫力、自律神經、內分泌三角關係

我們的神經系統、內分泌與免疫系統，是三個環環相扣的系統，想要維持健康，這三者之間的平衡運作很重要。

影響免疫力高低的主要因素包括：自律神經（交感神經與副交感神經）、溫度、酵素和營養。

自律神經掌管了白血球的活動。當面對壓力時，身體會保持在警戒狀況，啟動交感神經亢奮來讓心跳加快、血壓上升，這時免疫系統中的白血球部隊比例增加，可能會錯把體內細胞當成攻擊目標，反而減弱了身體的排毒和抵抗力，引起化膿性的發炎，破壞組織。因此，當工作量大、睡不好時要特別注意，內分泌很容易跟著出問題，導致免疫力降低。

兩大系統	兩種方式		兩大系統
	細胞	分子	
先天免疫系統	巨噬細胞 自然殺手細胞	干擾素 溶菌酶	警察系統（＋調察局）
後天免疫系統	T細胞（T_H T_S T_K） B細胞	生產 抗體	軍事系統

要提高免疫力，先控制好作息、穩定神經

壓力、緊張會讓我們的交感神經旺盛，放鬆則會讓副交感神經旺盛。交感神經亢奮不好，副交感神經太旺盛也一樣不好，會使得免疫系統中的淋巴球分泌太多，對抗原過度反應，引起過敏。因此，良好的作息是保持自律神經平衡的關鍵，自律神經平衡了，免疫力和內分泌系統才會跟著穩定。

吃東西會刺激副交感神經，心情也會感覺到輕鬆許多，因此，許多人的舒壓方式就是大吃一頓。你一定也曾聽過許多人說：「今天心情不好，想去吃下午茶！」吃甜食的確能刺激副交感神經，身體的緊繃壓力獲得紓解，但是問題接著來了，如果常常用這個方法紓解壓力，攝取過多高熱量、高糖分的食物，反而會增加身體負擔，累積成毒素。

我們的免疫系統團隊包括：

巨噬細胞：為防疫總指揮官。負責告知Helper T_1細胞及Helper T_2細胞，入侵敵人的種類。

Helper T_1細胞：當發現入侵者為病毒的時候，Helper T_1細胞會指揮殺手T細胞攻擊敵人。

各式各樣的免疫細胞

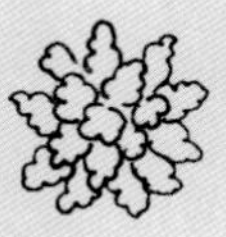

巨噬細胞

1.擁有如同阿米巴原蟲般的偽足，在人體內四處遊走。

2.捕捉並吞噬入侵人體的異物。

3.向淋巴球與顆粒球傳達異物入侵人體的訊息。

T細胞

1.針對細小的異物或是癌細胞分泌分解酵素中的穿孔素中和並分解之。

2.B細胞下達攻擊指令。

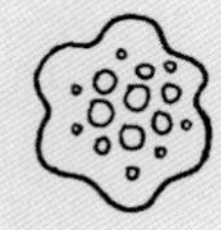

B細胞

1.針對細小的異物分泌抗體，去除其毒性。

2.向巨噬細胞與顆粒球傳達異物入侵的訊息，促使其活化。

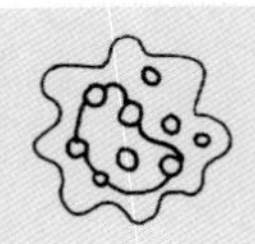

自然殺手細胞

1.分泌可消滅癌細胞的顆粒溶解酶。

2.可以發揮如同顆粒球般的作用，吞噬並分解癌細胞。

Helper T_2細胞：當發現入侵者為細菌及異物時，Helper T_2細胞指揮B細胞產生抗體，攻擊敵人，T_1與T_2要平衡。

T細胞、B細胞：消滅病毒、細菌的殺手。

NK細胞：不受巨噬細胞的指令，是攻擊癌細胞的主要戰力。

影響免疫力的因素

- 自律神經：交感神經與副交感神經
- 溫度：溫度高時免疫力活性高
- 酵素：充足的酵素可提高免疫力的活性
- 抗氧化物或植物生化素
- 攝取充足且正確的營養，可提高免疫力
- 適當補充調節免疫力的保健食品

免疫系統中淋巴球的數目與癌症的關係

白血球的組成約為：

1. 巨噬細胞百分之五

自律神經的主要作用（正常狀態時）

自律神經

自律神經	交感神經優位	副交感神經優位
心理狀態	情緒緊繃	情緒放鬆
血管	收縮	放鬆
血液流通	較差	較好
體溫	較低	較高
呼吸	較淺	較深
血壓	較高	較低
消化	抑制	促進
淋巴球（百分之三十五至四十一）	減少	增加
顆粒球（百分之五十四至六十）	增加	減少

2.淋巴球百分之三十五至四十一

3.顆粒球百分之五十四至六十五

當淋巴球的比例降到百分之二十至三十，抵抗力薄弱容易生病。

當淋巴球的比例降到百分之十至二十，會嚴重生病。

當淋巴球的比例降到百分之十，一至兩個月內會死亡。

當淋巴球的比例降到百分之五，馬上會死亡。

※癌症病患及ＡＩＤＳ患者，在死亡前一個月的淋巴球數目大約在百分之十左右。

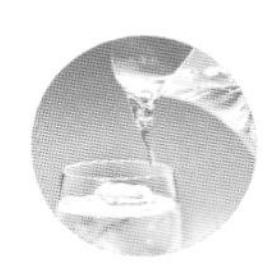

多喝好水防百病

腸道要健康，「好水、酵素、益生菌、膳食纖維」是四項重要的關鍵元素。通常腸道不健康的人身體也不會太好，不僅排毒能力和免疫力變差，氣色、氣血、吸收力都會下降。

我們的細胞膜上存在著兩個出入口，一個讓水分通過，另一個則是讓離子（也就是營養、礦物質、甚至是重金屬等雜質）通過。所有物質進出細胞，必須透過水分子振動及能量（ＡＴＰ）來運輸，假設進入細胞的物質是不好的物質或廢物，水分子振動及能量又不夠，就會囤積在細胞裡，把通道塞住，導致營養和氧氣進不來、廢物出不去。久而久之，這個細胞就會凋零。因此從一個小細胞擴大來看我們的腸道、身體，更明顯感受到喝好水的重要，好水的條件就是水分子越小，代謝速度越快；滲透力強、軟硬度適中更接近液體，水分子振動運輸的效率越好。

水分子團進入細胞膜

1. 大而凌亂的水分子團無法滲透細胞膜進入細胞，而整齊密度高的小水分子團能輕易滲透細胞膜，進入細胞進行新陳代謝作用。

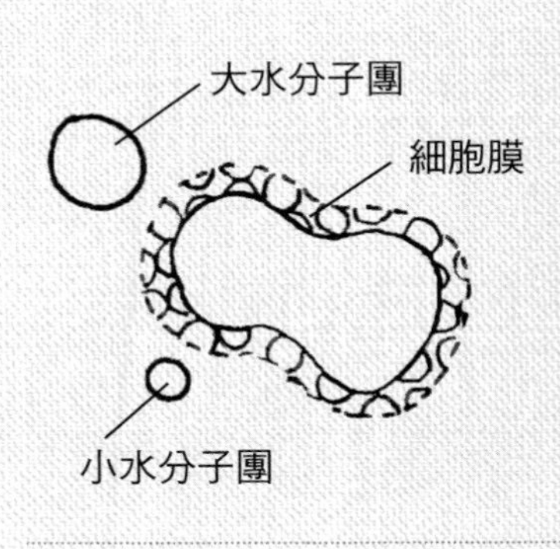

小水分子團進入細胞膜

2. 進入細胞內的小水分子團將所攜帶的養份與氧充份提供給細胞。

小水分子團帶出廢物

3. 最後小水分子團再將細胞內淤積的廢物攜出細胞，經由排泄系統排出。

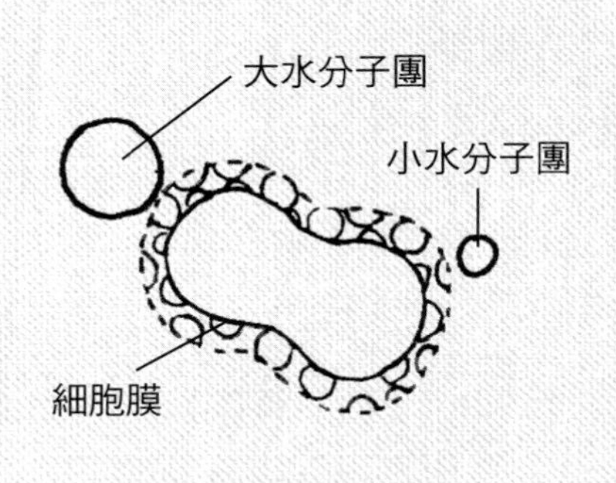

水在人體的比例約為胎兒百分之九十、嬰兒百分之八十、男人百分之七十、女人百分之六十五、老人百分之六十，人體老化也可以說是一種乾燥的過程。既然水佔人體內的比例這麼高，那我們就來看看水與人體健康的關連性：

可沖掉殘留於體內的有害雜質

活水因含氧量高、水分子小，屬高滲透性的水，可將體內的毒素雜質溶解於水中代謝出體外。痛風患者每天喝十大杯水，可將體內過多的尿酸沖淡、排除。

可促進排便，解決便秘之苦

清晨起床，在未進食之前喝一杯好水可加速腸胃蠕動，有幫助排便的功效。水分不足會導致大腸過度吸收水分，使糞便乾燥，造成排便障礙進而引起宿便、痔瘡等。

可防治感冒

感冒是由病毒所引起，西醫多以抗生素來治療感冒引起的感染症狀；但事實上，人工合成的抗生素會抑制免疫能力，只對細菌有效，對病毒反而無作用，殺病毒只有靠人體自然的抵抗力，人體真正的抵抗力來自於營養、水分、睡眠和充分的運動，體內水分越多，新陳代謝的速度越快，與病毒作戰的抗體就會增加，戰鬥能力也會增強，如此一來感冒就好得快。

醫師都會叮嚀感冒患者要多喝開水、多休息，可惜許多患者把這句話當耳邊風，只是一味期待醫師多開些抗生素或類固醇來退燒，及其他能抑制感冒症狀的藥物，渾然不知藥吃多了，身體對於藥物的依賴會加重，白血球功能就越來越衰退，更容易受到感染。

可避免女性膀胱炎

女性的尿道較短，尿液儲存過久時易滋生細菌，造成「逆行性感染」。多喝水可沖淡尿液濃度，並使膀胱經常排空，避免細菌感染。尤其女性更年期之後，膀胱和尿道會出現失調狀況，尿道產生的液體減少，降低了洗淨細菌的能力，因此很容易因細菌感染而罹患膀胱炎。除了不憋尿之外，每天飲用大量的水也是預防之道。

可預防腎臟病

當我們的身體急性缺水時會導致休克、排不出尿，嚴重者甚至引發急性腎衰竭死亡。長期缺水則會讓腎臟循環不良而老化衰退，因而產生尿路結石、發炎，損害腎臟功能。

水怎麼喝？水的正確喝法

・水分約佔人體的百分之七十五，一個人一天平均應該要喝兩至三千毫升，尤其以鹼性小分子的能量活水為佳。

・痛風患者每天宜飲用三至四千毫升，以增加尿量排出過多尿酸。

・消化系統不良者最好飯前先喝湯，隔二十分鐘之後再吃飯，吃飯當中避免喝過多的水，以免稀釋胃液，影響消化。

・避免喝入含重金屬會有害身體的水。若家中的水管或容器為鉛製品，應裝置高品質的過濾器，因為鉛很容易溶解於水中，如果吃進體內，長期累積有害健康。

・患有腎臟病、心臟病、肝硬化或有水腫現象者應嚴格限制水分攝取，每日喝水一千至一千五百毫升即可。

好水應具備的條件

・無菌：一般細菌體積最小是0.5μ~0.8μ，檢查家中的過濾器材標準必須小於0.4μ，才能有效過濾病原菌。

・不含有毒化學成分：目前市售活性碳濾心品質參差不齊，選擇有ＮＳＦ認證且密度高的高壓縮活性碳濾心，能有效幫助去除水中的污染及化學物質達到第一級生飲水的標準。

・含有微量礦物質、硬度適中：如鈣、鎂、鉀等離子，國內現行硬度標準在一公升的水中以含有一百五十毫克濃度的礦物質為最理想。

・ＰＨ值（酸鹼值）略高：身體健康的最佳狀態，ＰＨ值約在七點三五至七點四五，有益人體健康最適合飲用弱鹼性的水。

・水分子團小、含氧量高：水的結構水分子團越小，排列越整齊，含氧量越高，滲透力越強，代謝能力也越好。

・磁化作用提高ＨＡＤＯ值：經地球磁場適當磁化，例如地底湧泉，擁有完美的六角結晶及較高的ＨＡＤＯ值（生物波動能量），增加人體好的能量場。

・氧化還原電位低：水中得到電子，負離子含量越高，還原能力越強，稱為還原水，可以降低體內活性氧。水中失去電子，正離子含量越高，氧化能力越強，稱為氧化水，容易氧化其他物質（鐵於水中容易生鏽，食物容易腐敗）。

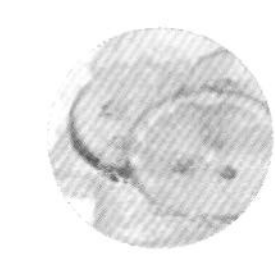

補充酵素，增加生命原動力

在我的上一本書中，已經提過酵素的重要性和補充方法。簡單來說，酵素是一種生物性催化劑，能夠催化我們體內各種生物化學反應速率，當體內酵素含量不足或是不存在時，反應速率就會變得非常慢。目前已知酵素是被蛋白質覆蓋的生命物質，幾乎參與身體所有的活動，酵素的重要性凌駕於其他營養素，即使我們擁有足夠的維他命、礦物質、水分及蛋白質，如果沒有酵素，仍然無法維持生命。

人體中約有兩萬多種酵素，每種酵素只能做一件工作。酵素為一種蛋白質成分的觸媒，人體的每一種生理作用都要依靠酵素來完成，例如消化、免疫、新陳代謝、內分泌、神經傳導等。我們的身體能夠正常運作、受傷時能夠復元，都與我們體內酵素的強弱與數量密切相關。假如體內缺乏酵素，將造成胰臟腫大及生理作用不完全，或者平常僅需數秒鐘即可完成的作用，卻需耗上數小時，因此酵素也主宰著我們代謝、排毒的效率。

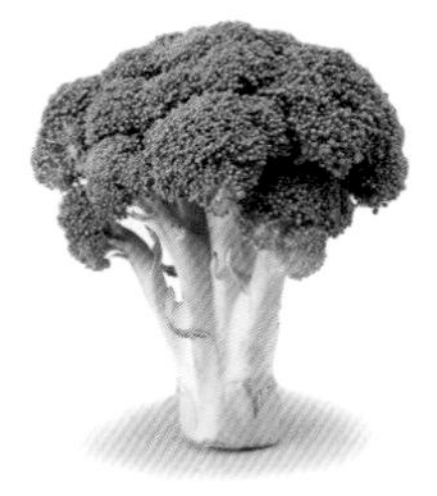

酵素分類

體內酵素

體外酵素

消化酵素

代謝酵素

食物酵素

酵素補充品

體內酵素的功用

「氧化還原作用」：產生熱量、消除自由基

酵素的第一種作用，就是「氧化還原反應」。「氧化」是指物質與氧氣相結合的過程；相反的，當氧化物中的氧分子消失，回覆原始態的過程，就稱為「還原」。還原作用可以消除體內產生的自由基，酵素是進行這些過程中不可缺少的催化劑，人類的呼吸及一連串的熱量產生及代謝等就是最佳的氧化還原實例。在進行氧化、還原反應之前，酵素也會作「轉移反應」，搬運氧化作用所需的物質，另外，加水分解反應也是酵素重

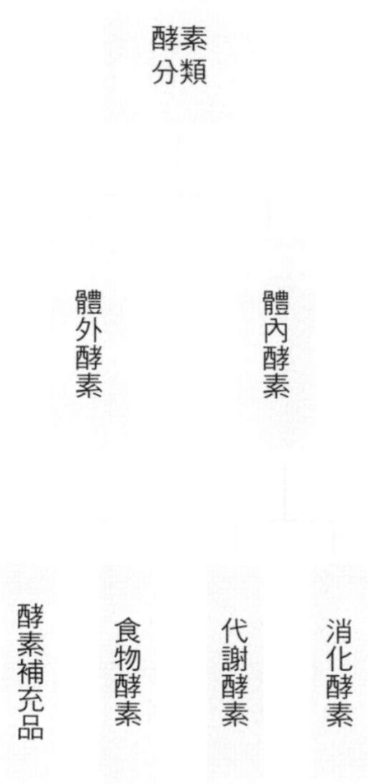

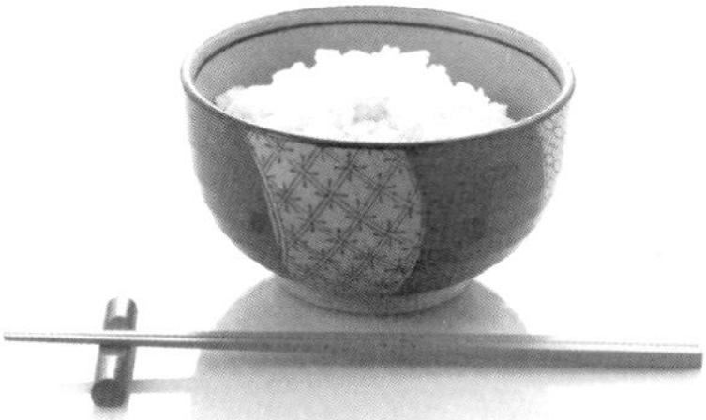

要的機能之一，對於無法加水分解的食物必須仰賴酵素的作用進行分解與合成，這種過程稱為「解離反應」。

「分解作用」：幫助消化吸收

大家都知道米飯越嚼越香甜，這是因為唾液中一種稱為澱粉酶的消化酵素所導致，米飯中的澱粉經澱粉酶作用後就會分解成麥芽糖和糊精，同時你會發現咀嚼的次數越多米飯就越香甜，這是因為酵素的作用更加強大，所以我們吃的每一口食物都需消化酵素來幫助分解，以利身體吸收。

「新陳代謝作用」：淨化血液，維持生命，延緩老化

人體的細胞共有六十兆之多，細胞也有其生命週期，老化、壞死細胞必須淘汰更新，血液中的各種血球細胞也是如此，這就是所謂的新陳代謝。這時酵素也參與細胞分解及製造新生細胞的過程，製造細胞的工程相當浩大，並非幾種酵素就能完成，必須藉由多種酵素的分工合作才能達成。另外，在「製造細胞」的過程中也有「監工」角色的酵素存在，時時刻刻監督各種酵素的運作狀態，從製造新細胞到防範錯誤發生的管理工作，酵素作用涵蓋了整個製造過程。

「解毒作用」：排泄廢物及毒素

人體內的氨基酸代謝，會產生阿摩尼亞等有害物質，血液中的阿摩尼亞若對腦部作用時，會使人陷入昏睡狀態。此時體內的酵素會將阿摩尼亞變成低毒性的尿液排出體外，這就是酵素所進行的「解毒作用」。如果沒有這類的酵素作用時，體內將充滿有害物質，嚴重者產生尿毒現象，最壞的結果就是洗腎。

「防禦作用」：提高免疫力

人體酵素的儲存量越多，代表免疫力越強，白血球負責捕捉及擊退外來的敵人，Dr. Willstatter在其酵素與免疫力的研究裡發現有八種不同的澱粉酵素，存在於白血球中，專家並同時發現，它類似於胰臟所分泌的胰蛋白酶及脂肪酶。可見白血球裡的這些酵素，可以攻擊及消化外來的敵人，將它們分解而排出體外，酵素增進免疫功能，給受損的細胞癒合的力量並且消滅病原菌、促進細胞的新陳代謝、排除體內異物，是產生基礎體力的一環。

你的酵素大部分用在哪裡？

・消化系統

・心臟
・自律神經（交感神經與副交感神經）
・免疫系統
・排毒功能
・自癒力

缺乏酵素會引起哪些症狀？

・飯後出現倦怠感、容易疲勞
・飯後嗜睡、消化不良、經常放臭屁
・食物過敏、異位性皮膚炎、氣喘
・胃灼熱、胸痛
・頭暈、肌膚乾燥
・腹脹、腹部痙攣
・胃痛、胃脹、噁心、胃不適感
・腹瀉、便秘、惡臭糞便、痔瘡
・生理痛、生理不順

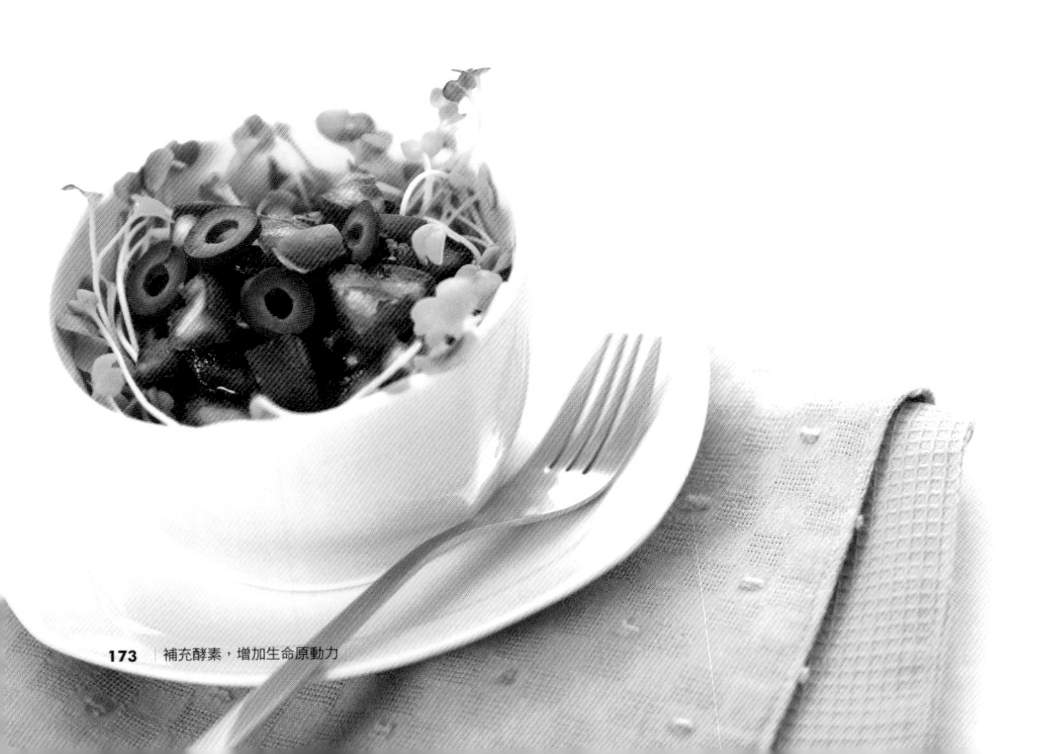

・肩膀痠痛、頭痛、失眠

・口苦、口臭、體味重

・久病不癒

如果發現自己出現以上症狀時，那就表示你該補充酵素了！

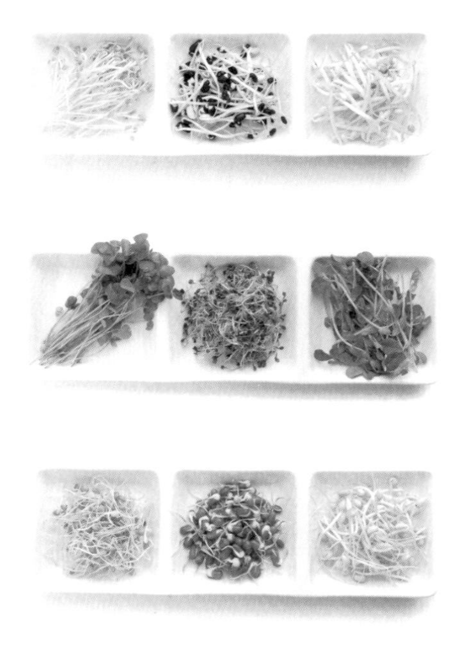

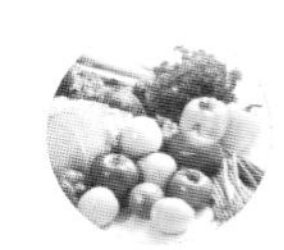

改善腸相的生力軍「益生菌」

益生菌的最大好處就是改善腸道，增加排毒能力。日本腸道菌專家，東京大學的光岡知足教授曾經做過一項研究：有一種C3H老鼠天生就容易得到肝癌，他先將這種老鼠培養成腸道內完全無菌，然後將常見的大腸菌、腸球菌等腸道壞菌，放入這些老鼠的腸道內，這些老鼠不久就全部死於肝癌，證明這些腸道壞菌會在腸道內產生致癌物質。另一方面，他又將益生菌代表之一的乳酸菌，和大腸菌一起放進無菌老鼠的腸道，原本百分之百的死亡率竟然降到了百分之五十，證明乳酸菌會將腸道壞菌所產生的有害物質分解或排除掉。

益生菌、益菌生與益生菌生成物

現代人多半具備了要補充好菌的健康常識，但問題經常出在於不知道要為身體補充什麼菌才好。首先，我們先了解能幫助排毒、改善腸相的好菌及物質共有三大類：益生菌、益菌生與益生菌生成物。

益生菌Probiotics：

其細胞或細胞成分對人體的健康有益，並能維護身體健康狀態的微生物，統稱為益生菌，例如乳酸菌、納豆菌、酵母菌等活菌。這些益生菌以活菌狀態抵達消化道，對於改善腸內微生物的生態有所幫助。

益菌生Prebiotic：

又稱為「益生源」，指的是可以刺激及增加腸道裡的好菌生長的「食物」，通常是指不能消化的食物原料，以寡糖（Oligo）及不易消化的食物纖維為代表。這種物質不會被胃或腸分解、吸收，但是可以直抵腸道，有助於增加腸內的益生菌，還可以抑制壞菌的增殖。

益生菌生成物Biogenics：

這是一種新的概念，最大的特徵在於改變腸道環境，使好菌繁殖，壞菌不易繁殖。含有免疫強化物質的活性胜肽（Peptido）、大豆類黃酮（Flavonoid）、乳酸菌的菌體物質（糖鎖），屬於益生菌分泌物（Biogenics）的分類。可以活化腸道免疫系統中的派亞氏腺，提高免疫活力、降低膽固醇、降血壓，是對於生理調節、身體防禦、預防疾病等極有效的食品。

大家都知道要吃益生菌，但是我們吃下去的菌有百分之九十還沒到達腸子就死了，對改善腸相和排毒的效果有限。因此後來就有學者提出要吃益菌生，也就是幫助益生菌生長的物質，例如果寡糖、異麥芽寡糖、木寡糖等，這些益菌生就像一個保護膜，可以幫助好菌順利在腸道內繁殖。

我們的腸道裡其實有非常多種菌，好菌、中性菌、壞菌都有。好菌好不容易到達腸道之後，還要奮力「佔地盤」，才不會被壞菌消滅。為了幫助好菌擴大勢力，益生菌生成物於焉而生。我常開玩笑解釋說益生菌生成物就像是動物用體味或尿液來劃定生活領域，它是好菌分泌出來的菌體物質，可以通過胃酸，在腸內營造出一個適合生長的領域物質。

益生菌生成物就有類似的效果，進入腸道後適合好菌生存，壞菌排斥它，因此慢慢地就能把腸內環境變成好菌容易生長而壞菌不易存活的環境，自然也能改善腸道功能。

益生菌乳酸菌群的種類

目前已知的乳酸菌種類已達兩百七十多種，國內常見的菌種是是乳酸鏈球菌屬（Streptoco毫升us spp.）、乳酸桿菌屬（Lactobacillus spp.）及雙叉乳桿菌屬（Bifidobacterium spp.）。

乳酸鏈球菌屬呈球形，並連結成鏈鎖狀，如嗜熱乳鏈球菌、乳酸鏈球菌、乳酪鏈球菌等。

乳酸桿菌屬則呈細長棒狀，有時數個桿菌連接在一起，如克菲爾乳桿菌、保加利亞乳酸桿菌、嗜酸乳桿菌（俗稱為A菌）、酪乳酸桿菌（俗稱為C菌）等。

雙叉乳桿菌屬（俗稱為B菌），國內譯名為比菲德氏菌，是桿狀菌，通常呈X或Y字形，有時會有V字形等型態，一般常使用的有B. bifidum、B. longum（俗稱龍根菌）、B. infantis、B. breve 等。

益生菌的功用

- 促進消化吸收及營養素的合成
- 促進腸道蠕動、穩定腸道菌相

- 改善乳糖不耐症、減緩過敏症狀
- 降低抗生素所造成的副作用
- 抑制念珠菌的感染
- 提高免疫力、自然治癒力
- 淨化血液，可控制膽固醇及血脂肪濃度
- 提高製造干擾素（Interferon）的能力
- 抗老化：乳酸菌可以製造三千種以上的酵素，具有抗氧化功能，在腸道中能清除自由基，分解致癌物質，避免體內毒素累積，有效延緩老化。

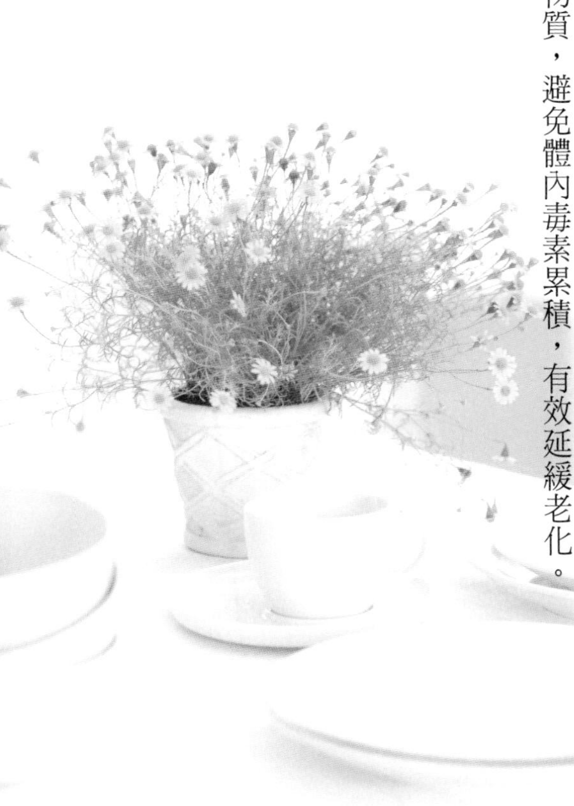

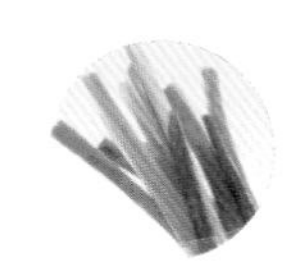

膳食纖維，你每天吃得夠多嗎？

曾有一位學員問我：「我每天都吃很多青菜水果，為什麼還是便秘三天？」很多人都誤以為補充纖維就是多吃蔬菜水果，事實上，我們真正需要補充的是全方位的膳食纖維，而不只是纖維素。

所謂的膳食纖維亦稱食物纖維，為植物的支柱組織及其種子的保護膜，可視為植物細胞壁的主要成分，尤其是種子的表殼內是最多的。例如豆類，一百公克的黑豆含有十八公克的膳食纖維、黃豆有十三公克，綠豆有十一點五公克，綠豆仁卻只有四點二公克，所以膳食纖維多存在於種子殼裡，米糠、麥麩等含量就很豐富。相對地，我們看看現代人常吃的精緻食物膳食纖維含量又是如何呢？一百公克的白米才零點四公克，相較於糙米的三點三公克，差了八倍之多。

每個人每天最好攝取足夠二十五至三十公克的膳食纖維，一顆地瓜一百公克才二點四公克，換算之下，一個人一天要吃十顆地瓜才夠。現代人普遍都膳食纖維不足，因此排便量都很低，也無法排便順暢，這就是最大原因。有一個有趣的研究顯示，非洲人吃不多，但排便量卻是美國人的三倍！想想看，美國人吃的可不比非洲人少，他們吃進去的東西都到哪裡去了呢？

另外，很多人也以為吃水果就等於吃了很多纖維，但其實水果只能補充水分、礦物質、維生素，算是膳食纖維含量低的食物。尤其很多水果都是去皮食用，纖維量最多的土芭樂每一百公克也才五公克，鳳梨一點四公克、柿子四點七公克、甘蔗汁只有零點五公克。所以我們要多攝取各類食物的膳食纖維，如：主食類的小麥胚芽有八點九公克、燕麥有十二公克，堅果類的黑芝麻粉有十三公克，乾豆類中綠豆有十一點五公克、黃豆有十三點三公克、紅豆有十二點三公克、黑豆更高達十八點二公克。動物性食品（奶、蛋、魚、肉、雞）則無膳食纖維。（想進一步了解各類食物的膳食纖維含量，可以參考行政院院衛生署「台灣地區食品營養成分資料庫」。）

一般人對膳食纖維的最大迷思，就是只要有一絲絲、有纖維素的感覺就認為是膳食纖維，事實上要具有「黏質」的才更具有功效。我們肉眼看得見、舌頭感覺得到的那種「粗粗」的纖維素，是無法消化分解的物質，它在腸道的作用就像一把掃把，把腸胃掃一遍而已。水溶性的膳食纖維則是具有吸水性、會膨脹，因此糞便體積才會增加，把毒素和廢物吸住帶出體外。並不是說吃纖維素不好，而是水溶性的膳食纖維對排便幫助更大，倘若纖維素是菜瓜布，膳食纖維就是海綿，沒有空隙的海綿可以把腸道吸得更乾淨。

食物纖維分爲非水溶性纖維及水溶性纖維兩大類

非水溶性膳食纖維

◎**纖維素**：構成植物細胞壁的主要成分，由葡萄糖聚合而成，幾乎存在於所有植物中，有吸水的能力，且不溶於水及一般溶劑。未加工的麩質、全麥麵粉、豆類、根莖菜類、種子類表皮、高麗菜、小黃瓜、青花菜、芽甘藍含量都很豐富。

◎**半纖維素**：含多醣醛酸的複雜多醣類。存在於米糠、小麥胚芽、玉米、種子類食物、以穀類的外皮含量較多。芹菜、芥菜、芽甘藍等蔬菜中最多。日本曾做過研究，由米糠的半纖維素所製造出來的米蕈誘導體，能活化提高免疫力的ＮＫ（自然殺手）細胞，抑制癌細胞增殖。

◎**木質素**：構成植物細胞壁的成分之一，木材、竹子、稻草、蔬菜等較老的莖含量最多，也存在於豆類、麥麩、亞麻仁籽等種子類食物。

◎**果膠**：果膠分成水溶性及非水溶性兩種，非水溶性果膠大部分存在食用穀類的外皮。水果的果膠在未成熟時為非水溶性，但成熟後會轉變成溶於水的水溶性果膠。果膠溶解後在腸道能形成黏性膠質，將有害物質黏住好阻礙進入血液，果膠也能減慢身體養分的吸收速度。許多水果、蔬菜和豆類中都含有豐富果膠，像是蘋果、無花果、香蕉、奇異果、葡萄柚、蜜棗等等。

◎海藻酸：海藻酸也分成水溶性及非水溶性兩種，非水溶性藻酸為藻酸鈣，大部分存在於海藻類食物。進入人體後的海藻酸，膠質能包覆部分膽固醇，也能阻礙膽汁酸的吸收，因此膽汁酸又需要重新合成，如此一來就能消耗身體裡的膽固醇；而在腸道中，也能透過鈉離子的結合，降低身體對鹽分的吸收。海藻酸常被稱為褐藻酸，因為在許多深褐色食物中含量都很豐富，像是昆布、羊栖菜、紫菜、海帶、裙帶菜等海藻類中含量最多。

◎甲殼質：也是一種纖維素。大部分存在於蝦蟹的甲殼及昆蟲的外皮、花枝或貝類的器官，以及蕈類細胞壁中的多醣類，甲殼質殼聚糖就是從蟹殼中製造出來的動物性食物纖維，因而擁有「海洋纖維」的封號。甲殼質中所攜帶的陽離子對吸附多餘脂肪、抑制小腸對膽固醇的吸收、避免身體吸收過量鹽分，進而控制血壓也很有幫助。

◎β葡聚糖：含有葡萄糖的多醣類總稱，這就是目前研究存在於巴西蘑菇、靈芝、香菇、木耳、冬蟲夏草等食物中可以抗癌的成分，在醫學界被證實可以活化巨噬細胞、NK（自然殺手）細胞，調整免疫系統正常運作，不只能抑制癌細胞增殖，對於過敏性自體免疫疾病的預防及治療都有效。

水溶性膳食纖維

◎**植物膠**：植物膠是一種能溶於水、形成膠狀有黏性的物質，如燕麥、大麥、乾豆類、亞麻仁籽、洋車前子、愛玉子等含植物膠豐富。柿子、梨、香蕉、草莓、乾豆類、花椰菜、紅蘿蔔、高麗菜、南瓜、馬鈴薯等含量也高。

◎**果膠**：水溶性果膠是具有使植物細胞相連作用的膠狀多醣類，保水性極強。蜜棗、無花果、蘋果和柑橘類的皮中含量較多。

◎**黏質及膠質**：存在於植物的細胞或分泌液內，富含於植物的種子、燕麥粥、燕麥麩、芝麻與乾豆子中。

◎**海藻酸**：水溶性海藻酸為藻酸鉀，是海藻的黏滑成分，黏性及保水性都極強的多醣類，遇水很容易形成膠；如果我們把昆布泡在水裡會整片黏黏的，那就是海藻酸。它能把種種物質包圍並排出體外，包括膽固醇、膽汁等，因此能降低血液中膽固醇含量，有預防動脈硬化功效。大部分存在於海藻類食物中。褐藻、昆布根、海帶芽、珊瑚草等海藻類中含量最多。

◎**木聚糖**：木聚糖存在於各種植物的根、莖、種子中，以芝麻的含量特別多。芝麻中主要的木聚糖類，包括芝麻素、芝麻酚、芝麻醇、芝麻酚磷醇、芝麻酚磷、松脂醇等，總稱為芝麻木聚糖。特別值得注意的是芝麻素，具有強大的抗氧化作用，能夠直接作用於自由基發生率較高的肝臟，藉此強化肝功能，抑制肝癌的發生。

◎**黏蛋白**：秋葵、埃及皇宮菜、落葵、芋頭、山藥中所含的黏滑成分，就是多醣類的半乳聚糖、甘露聚糖等與蛋白質結合而成的物質。除了是水溶性纖維之外，黏蛋白中含有蛋白質分解酶，生食可以促進蛋白質的消化，同時保護胃壁，修復受損的黏膜，能夠有效的預防胃癌及胃潰瘍。日本人多生食秋葵、山藥，可以保護胃腸。

◎**甘露聚糖**：甘露聚糖就是蒟蒻，是存在於葉、種子、根等細胞膜或細胞中的黏質多醣類，是一種可食用植物纖維，不易被消化。一般人比較熟悉的就是蒟蒻甘露聚糖。葡萄甘露聚糖熱量極低，產生的飽足感能降低熱量的吸收，進入人體腸道後就形成半透膜附於腸壁，阻礙包括致癌物、有害毒物及重金屬，降低大腸癌的發生機率。

膳食纖維的特性

- 吸附水分
- 促進腸道蠕動
- 增加糞便體積

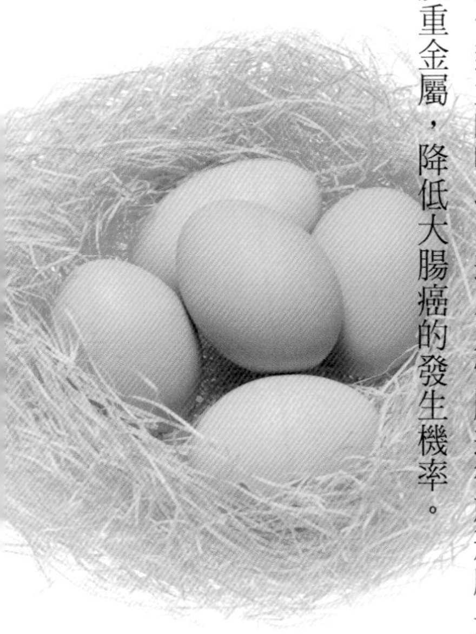

・縮短腸內食物通過的腸道時間
・有吸著有機物質及無機物質的能力
・改變腸道細菌的種屬
・過量攝取會阻礙營養素的吸收

膳食纖維的生理作用

・預防及紓解便秘：可增加糞便量和體積，刺激大腸蠕動，吸附水分，使糞便滑潤柔軟。
・降低血膽固醇，減少心臟病罹患率：膳食纖維質可加速排泄膽酸，促使肝中膽固醇代謝為膽酸，以彌補排掉的份量，藉此減少膽固醇的囤積。
・預防大腸癌及病變：減少致癌物或毒性物質與腸壁的接觸時間，同時吸水保水性增加，可稀釋致癌物或毒性物質的濃度。
・憩室症及痔瘡的預防：縮短糞便通過腸道時間，可以減少腸內壓力。
・促進毒性物質的排泄：降低β—醛醣酸的活性，減少有毒物質的生成，預防或減少毒素被身體吸收。
・維持糖尿病病情的穩定：可以延遲及抑制醣類的吸收，延遲血醣上升、提高耐醣能力。

- 控制體重：能增加咀嚼感，且易有飽足感，而減少食物和熱量的攝取量。促進腸胃蠕動，降低食物在腸道停留時間，減少營養素吸收。
- 降低蛀牙的發生率：可增加咀嚼，促進唾液分泌，有清潔牙齒及稀釋酸性物質的作用，可減少齲齒菌。

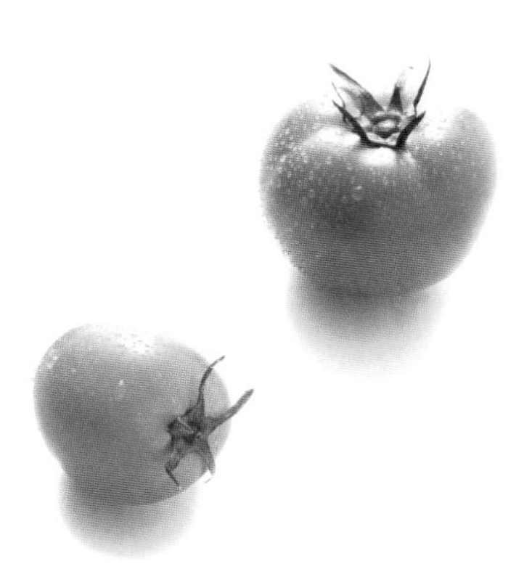

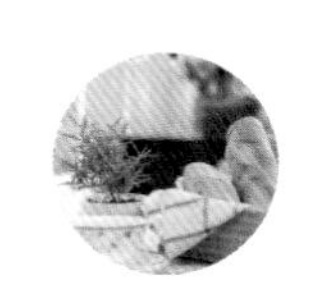

不只身體的垃圾要倒，心理也需要排毒

不僅身體會產生廢物，心理也會產生垃圾，心理的毒積久了一樣會產生心病，進而影響生理健康。

心理最常產生的毒，就是「壓力」。當我們一接收到壓力，自律神經就會紊亂，連帶地使內分泌系統產生混亂，免疫系統也會受到不良的影響。免疫系統一旦受到了損傷，很容易染上感冒等傳染病，或者成為引起癌症等重大疾病的導火線。

心理的毒，對身體造成壓力

任何會傷害身體或扼殺細胞的狀況，都稱之為「壓力」。如果飲食營養充足，損害可以很快修復；如果修復趕不上破壞，便會引發疾病。造成疾病的種種壓力包括：憂鬱、焦慮、緊張、悲傷、過勞、飲食不當、睡眠不足、運動不夠；疾病又帶來其他各種壓力：食慾不振、噁心、嘔吐、消化不良、發燒、疼痛、瀉痢、脫水、大量養分從尿液流失、X光照射、服用藥劑。

不管受到何種壓力損害，我們的身體都會啟動防護機制，立即設法修復，但是每種壓力造成的損害，都需要更大量的養分來修復，如果養分供應不足，便無法順利達成任務，繼續形成壓力，惡性循環之下，反覆造成傷害。

學習放鬆，練習「幸福情緒」

每個人的生活當中必定存在著各種壓力，我們要做的就是如何與壓力和平共處，並適時釋放它。以我自己來說，每天一定會有幾個小時是繃緊著神經工作的時候，但是也一定會找時間來好好放鬆一下。

日本新谷弘實醫師說，他每天入睡前都會去想像一個心情非常好的感覺，告訴自己「我很幸福」。據說如果保持著幸福的感覺，這時候再去測身體的生化指數反應，會發現體內的酵素活性提升了，當然免疫力等各方面也會跟著改善。如果能讓自己常常練習保持在幸福的情緒裡，對心靈排毒有很大的幫助。

當然，每個人放鬆和釋放壓力的方法不一定相同，它和一個人的個性、EQ也有直接關係，談得更深入一點的話，甚至還可以探究到前世今生以及靈性修養等話題，那又是另一個深奧的領域了。我們的日常生活中永遠都會面對壓力這個惡性循環，「有壓力的時候就勇敢面對，沒有壓力時就放鬆」是我給大家的在面對壓力時，與壓力和平相處的建議。

紓解壓力讓自己能量集中的方法

1.順應天理順流而行。
2.維持生活（吃、穿、住、活動）的簡單。
3.鬆開對於意念、肉體、物欲的控制。
4.保持真實的自我，誠心對待他人。
5.保持清醒、覺知，時時觀照自己的起心、動念、言行、舉止。
6.善用智慧來處理問題。
7.以正向思考面對困境及壓力。
8.以開放的態度面對周遭的人、事、物，把心門打開，心中無恐懼無所求。

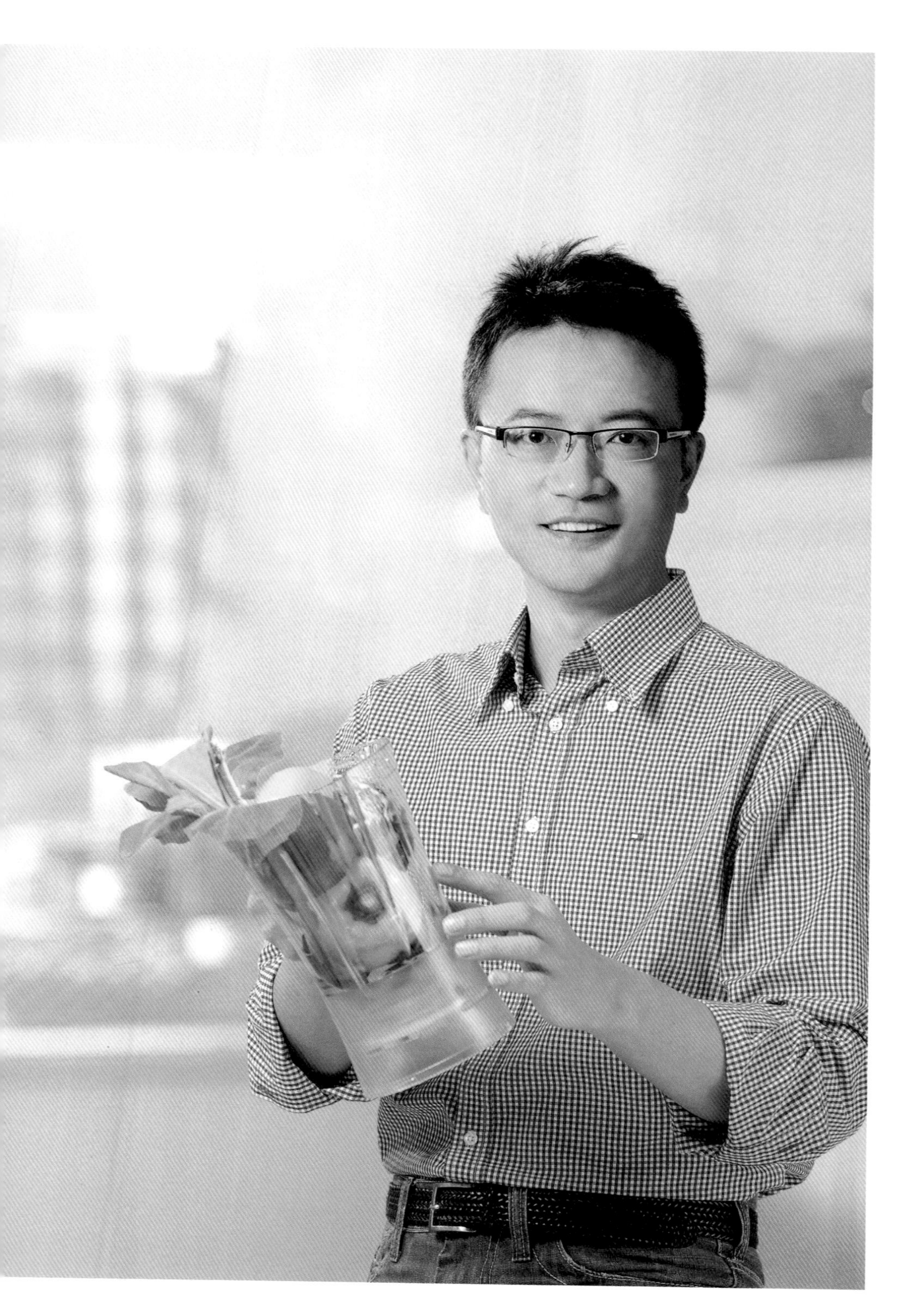

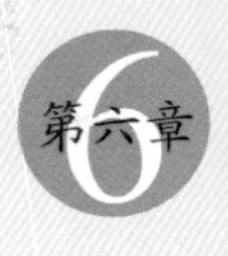

吃對食物最重要

常見慢性病的排毒食譜

你常為過敏、體力虛弱、肌肉痠痛、消化不良、
緊張焦慮、體脂過高、排尿不順……等慢性病症所困擾嗎？
這次要教大家十六道美味又簡單的健康料理，
經由「對症進食」，你會發現，
原來吃對食物比吃藥更有用！

潤肺精力湯

保護肺部氣管‧改善抽煙不良影響

材料

有機洋蔥1/6顆、有機胡蘿蔔1/2根、有機柳丁1顆、有機葵花苗1把、綜合堅果粉1匙、蜂花粉1匙、蜂蜜2匙、好水400cc

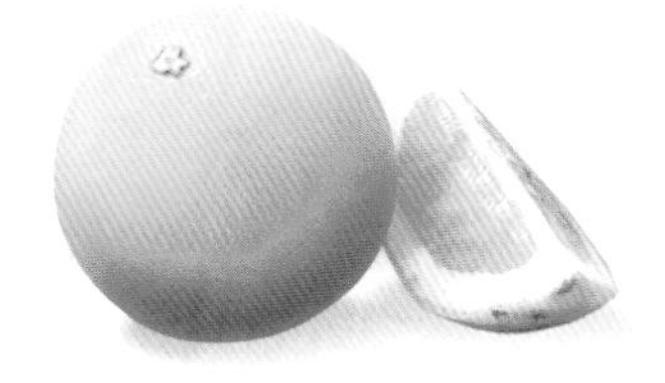

作法

①將洋蔥去膜切塊泡冰水5分鐘、胡蘿蔔洗淨切塊、柳丁去外皮留白色內皮後切塊、有機葵花苗洗淨去除種子殼。

②使用具備2~3.5P馬力的全食物調理機，將好水400cc以及有機洋蔥、有機胡蘿蔔、有機柳丁一同放入，以高速打約50秒。

③再加入有機葵花苗、花粉、綜合堅果粉和蜂蜜，繼續打10秒即可。

★營養在這裡！

柳丁屬柑橘類，可以保護肺臟組織，對於氣喘、抽煙者有幫助。洋蔥含有的槲黃素是很有效的抗發炎劑，能抑制身體細胞釋放組織胺緩解過敏反應，可以改善肺部、支氣管的不適症。多吃堅果和全穀類食物也有改善感冒、氣喘等症狀的效果。

此道為生機精力湯，以生鮮蔬果打汁後直接飲用。建議選擇有機蔬果，若食材不是有機栽種，則需要去皮後再打。此道精力湯建議每日飲用一次即可，體質偏寒者可以搭配糙米茶或梅子薑茶。

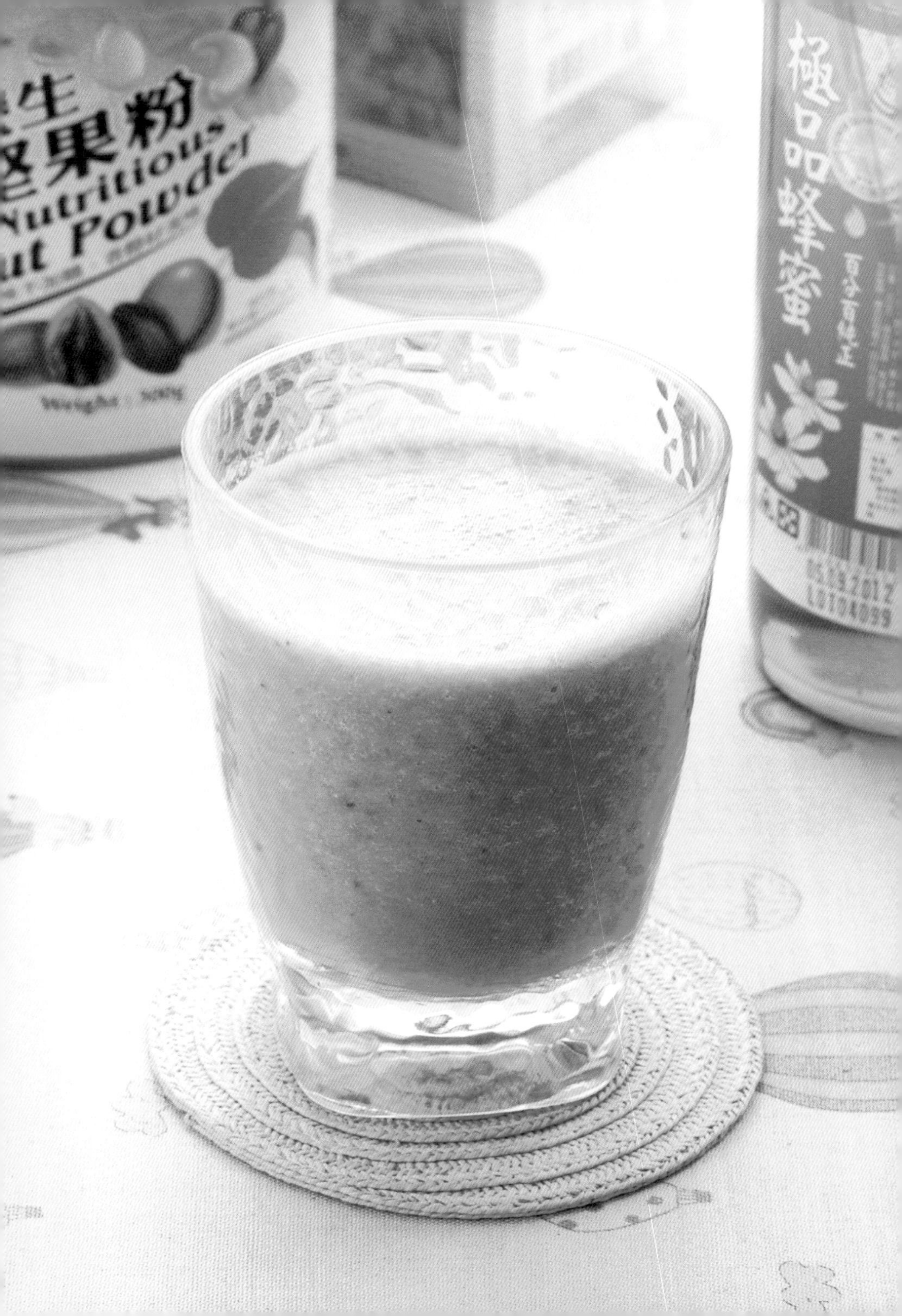
Nutritious
極品蜂蜜

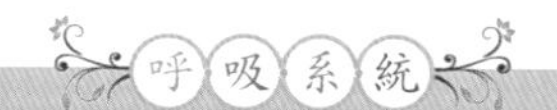

杏仁百合銀耳湯

潤肺養肺‧滋陰溫補老少咸宜

材料

天然杏仁粉30g、天然銀耳（乾品）10g、天然百合（乾品）30g、手工冰糖1匙、好水1000cc、枸杞少許、紅棗數顆

作法

①將銀耳泡軟切碎、百合洗淨後，以水浸泡30分鐘使其軟化。
②將所有材料加入好水1000cc一起煮滾，再轉小火續煮至百合熟爛即可。

★營養在這裡！

銀耳就是白木耳，在中醫來說具有滋陰潤肺的效果，若是咳嗽或肺部不適可以作為滋補。杏仁是富含維他命E的堅果，在中藥材中也是屬於養肺、清肺的健康食材。百合能養陰潤肺、清心安神、鎮咳祛痰、鎮靜催眠，對增強免疫力很有幫助。

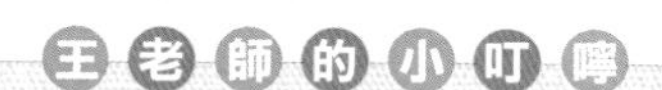

此道湯品溫和滋補，營養豐富，適合全家人食用，建議每天早、晚餐後一小時各喝一碗。夏天可以冷藏當餐後甜品。

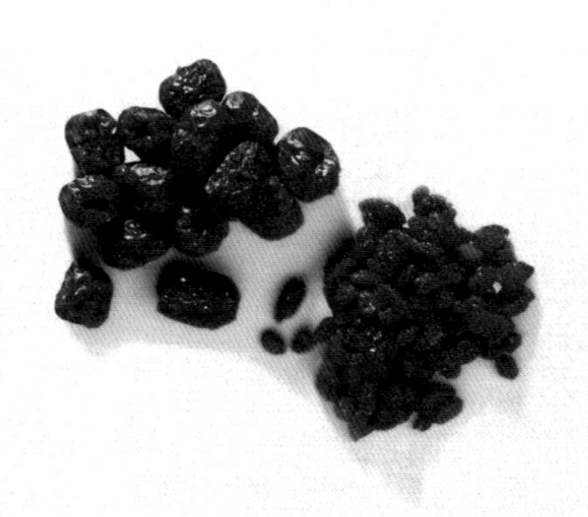

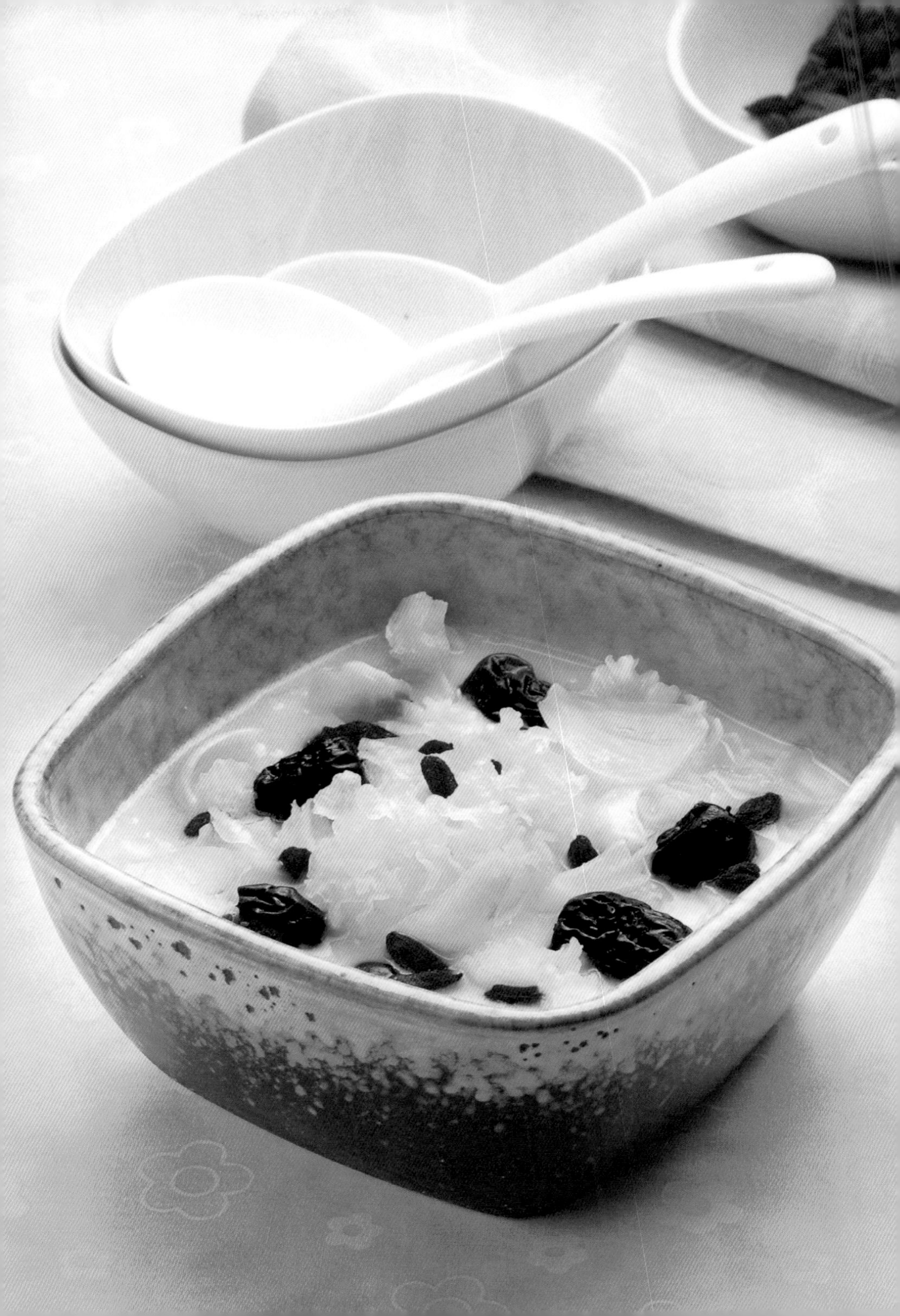

循環精力湯

增加好膽固醇·血管不堵塞

材料

有機蘋果半顆、有機西洋芹半根、有機甜菜根半顆、有機蕎麥芽1把、三寶粉1匙、綜合堅果少許、有機亞麻仁籽油10cc、好水400cc

作法

①將有機甜菜根、蘋果、西洋芹洗淨後連皮切成小塊，有機蕎麥芽洗淨去除種子殼。

②使用具備2~3.5P馬力的全食物調理機，將好水400cc以及有機甜菜根、蘋果、西洋芹、綜合堅果一同放入，以高速攪打約50秒。

③再加入三寶粉、蕎麥芽及有機亞麻仁籽油，繼續再攪打10秒即可。

★營養在這裡！

多吃亞麻仁籽油可以增加血液循環、降低壞的膽固醇。甜菜根和西洋芹含豐富鎂元素，有幫助穩定血壓的效果。蕎麥芽含有芸香苷對於血管具有擴張及強化作用。洋蔥含有槲黃素，對於微血管具有修補作用。這道精力湯對於有血管阻塞、動脈硬化等心血管慢性病的人，可作為日常保健之用。

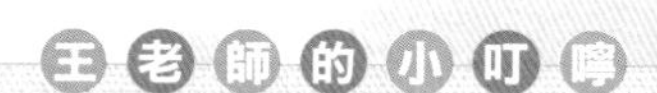

此道為生機精力湯，因此建議選擇有機蔬果，若食材不是有機栽種，則需要去皮後再打。建議每日飲用一次即可，若已經有心血管疾病者可早晚兩餐中間各飲用一次。

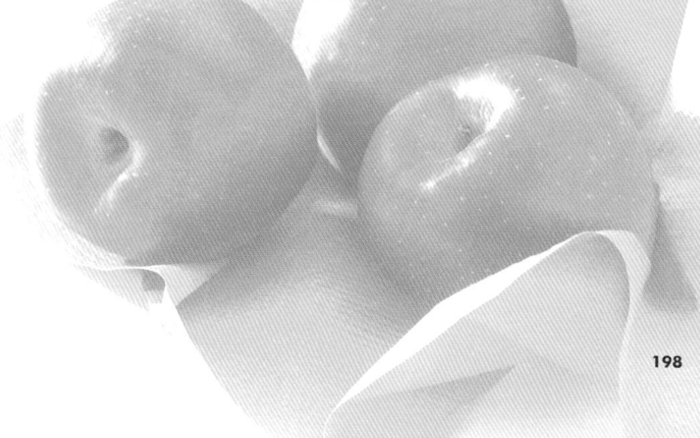

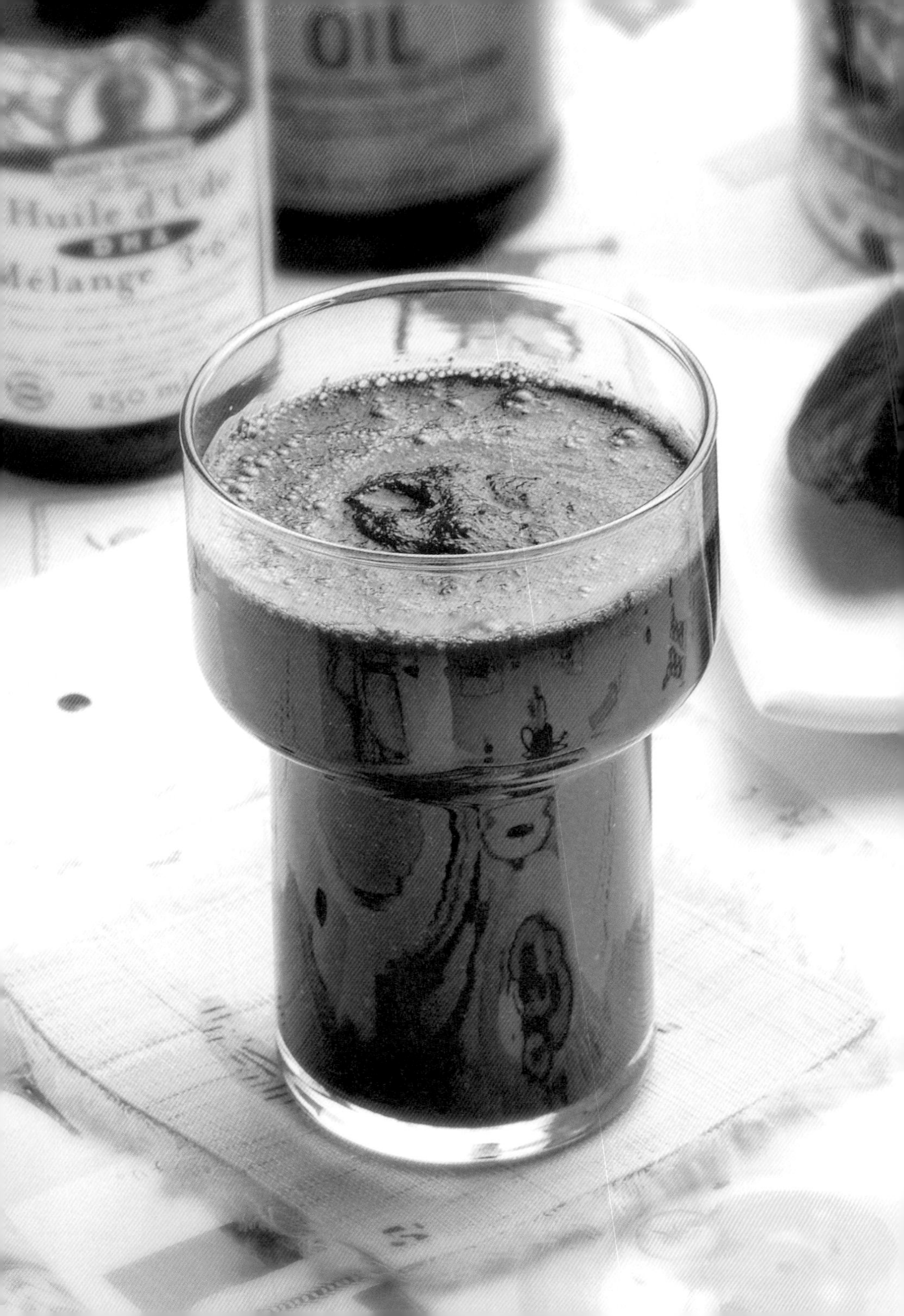
OIL
Melange

納豆蔬菜沙拉

減少血栓·增加血壓穩定性

材料

有機納豆1碗、彩椒半顆、小黃瓜1根、洋蔥1/3個、蔥花少許、有機醬油膏2匙、有機冷壓芝麻油2匙

作法

①將彩椒及小黃瓜洗淨後切成塊狀、洋蔥切小塊狀泡冰水10分鐘。
②將有機納豆攪拌至黏性出來後，再加入醬油膏、冷壓芝麻油，繼續混合拌均勻。
③將切好的彩椒及小黃瓜、洋蔥加入調味完成的有機納豆，繼續拌勻後撒上蔥花即可。

★營養在這裡！

納豆含有納豆激酶，是具有溶解血栓效果的健康食材，可以幫助減少血液栓塞，促進血液循環。

王老師的小叮嚀

此道沙拉每日可食用一至二次。雖然重點食材是納豆，但是加入冷壓芝麻油和醬油膏，當作蔬菜沙拉淋醬，可展現獨特風味，即使是不敢吃納豆的人也可以試試看。

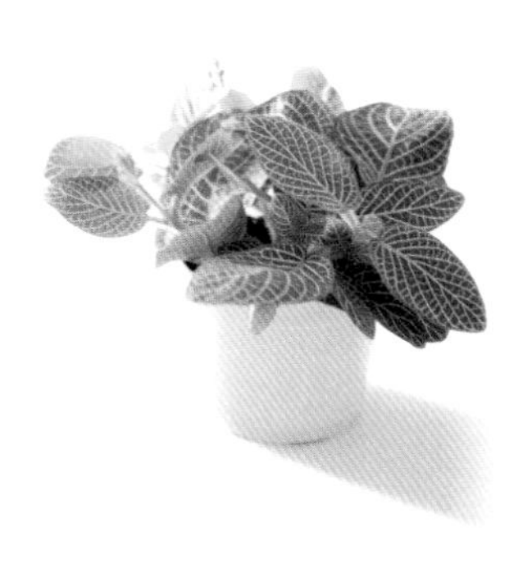

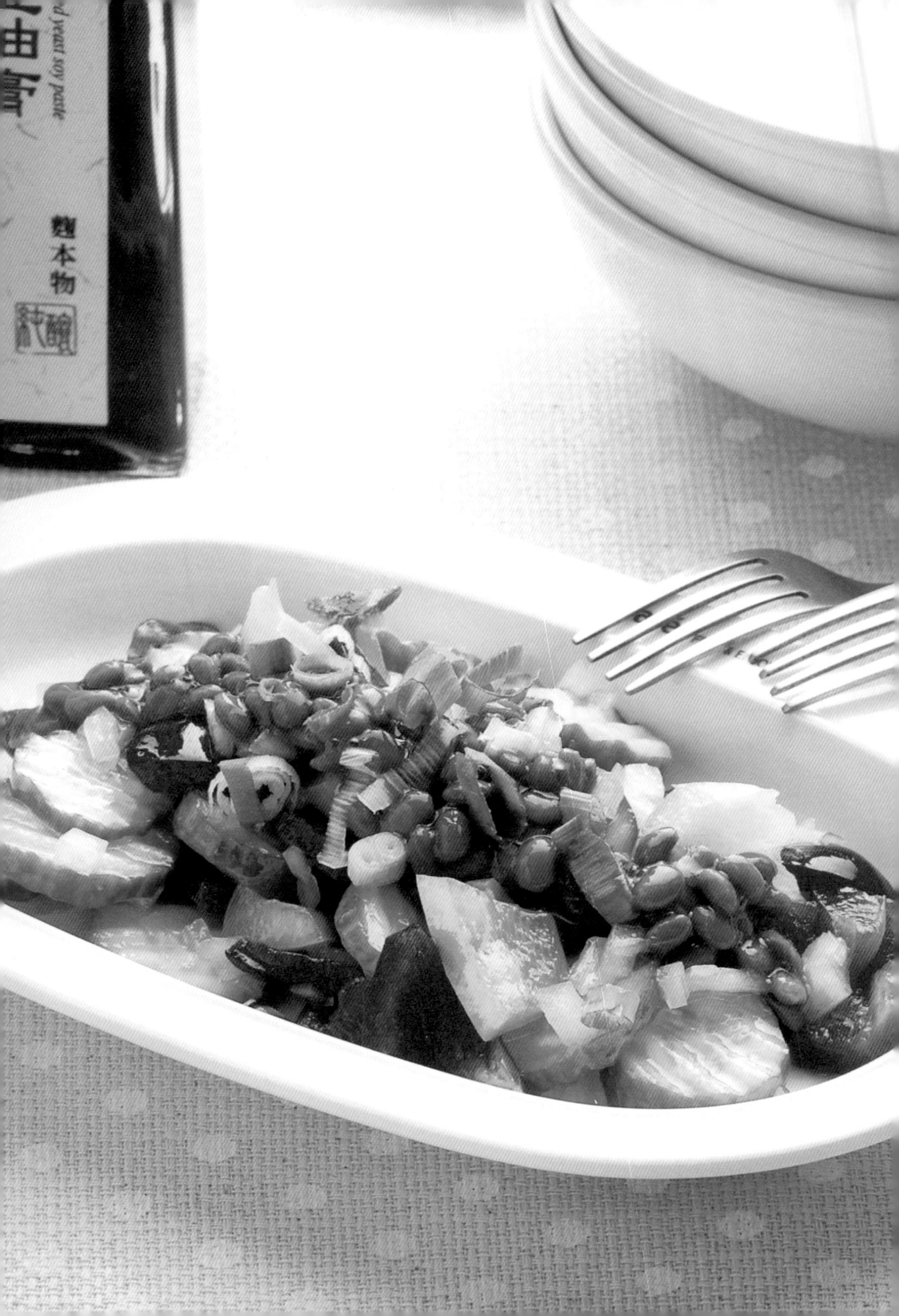
yeast soy paste
麴本物
純釀

消化精力湯

消脹氣助消化·清腸更順暢

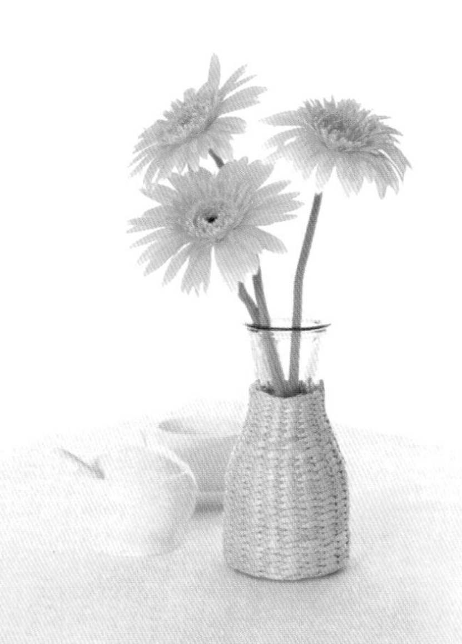

材料

有機紅蘿蔔半根、有機木瓜250g、有機蘿蔔嬰1小把、三寶粉1匙、A.B.C乳酸菌1小匙、寡糖20cc、好水300cc

作法

①將有機紅蘿蔔洗淨後切塊。將木瓜去皮、去籽、切塊。將有機蘿蔔嬰洗淨後，去除種子外殼。

②使用具備2~3.5P馬力的全食物調理機，將好水300cc以及有機紅蘿蔔、有機木瓜放入，以高速攪打20秒。

③再加入三寶粉、有機蘿蔔嬰、寡糖及乳酸菌，繼續攪打10秒即可。

★營養在這裡！

這道精力湯可以改善胃部容易脹氣的情況。蘿蔔嬰的維他命A含量是柑橘的五十倍，維他命C含量更超過檸檬一點四倍，含有的糖化酵素能幫助分解澱粉和脂肪，幫助身體吸收與消化，能刺激腸胃蠕動，營養價值相當高。而木瓜可以幫助消化、促進腸胃蠕動，對改善便秘也有幫助，乳酸菌可以改善腸內環境，促進消化吸收。

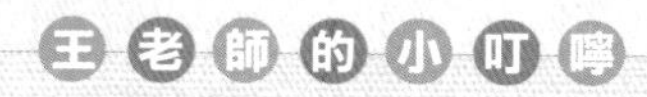

這道助消化精力湯對於容易胃脹氣、經常便秘的人很有幫助，但主要食材偏寒性，建議體質較虛弱的人每日飲用一次即可，或分少量多次飲用。

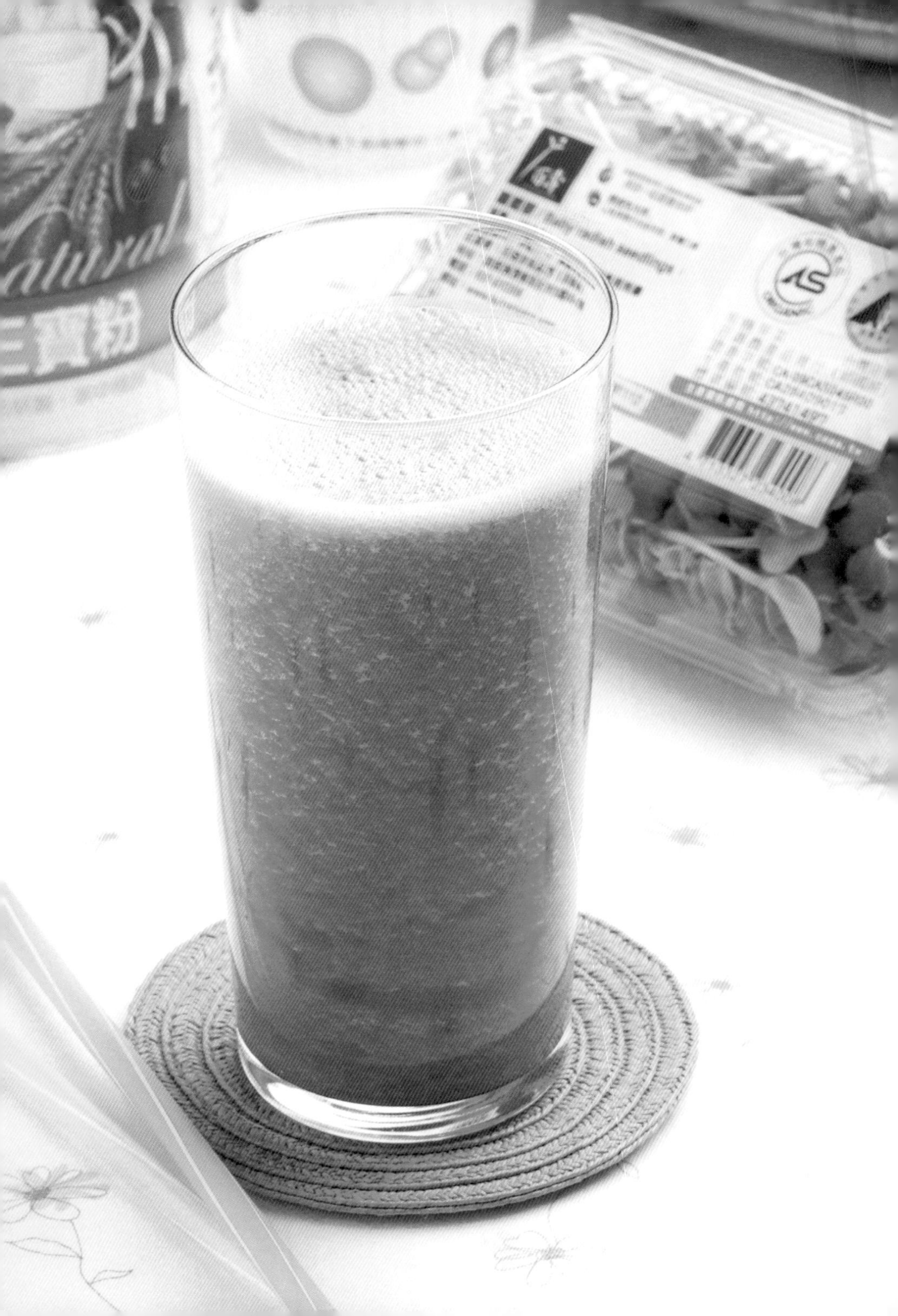

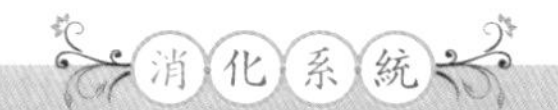

馬鈴薯蛤蜊濃湯

消炎減酸·多纖多健康

材料

有機馬鈴薯2顆、有機高麗菜2片、有機洋蔥1/2顆、白珍珠甜玉米粒4大匙、蛤蜊數個、初鹿鮮奶2杯、有機燕麥粉4匙、有機香草蔬菜粉1匙、有機冷壓椰子油1大匙

作法

①有機洋蔥去膜切片，有機馬鈴薯及高麗菜洗淨去皮後切塊，蛤蜊洗淨吐沙後，取定溫電煎鍋加熱至110℃後，加入所有材料蒸煮8分鐘。

②將初鹿鮮奶、有機燕麥粉、玉米粒、有機冷壓椰子油及蒸熟的材料（取部分蛤蜊肉），一同放入全食物調理機中打成濃湯。

③將蛤蜊倒入濃湯，撒上有機香草蔬菜粉或黑胡椒粒即可。

★營養在這裡！

高麗菜和馬鈴薯可以改善潰瘍、胃酸，有消炎的效果。燕麥是全穀類食材，含有豐富的膳食纖維，對促進排便很有幫助。蛤蜊熱量低，且具有能緩解夜間盜汗、利水、消煩跟解渴的功效。

這道湯品類似西式餐廳裡常見的巧達湯，只是我用更健康的方法來烹調。馬鈴薯、高麗菜和燕麥粉是重點，加入蛤蜊更能增加食物的美味口感。一般餐廳裡的巧達湯可能採用奶油或牛油來增加香氣，建議如果想吃得更健康，可以用豆漿、鮮奶或燕麥粉來取代奶油，別有一番風味。

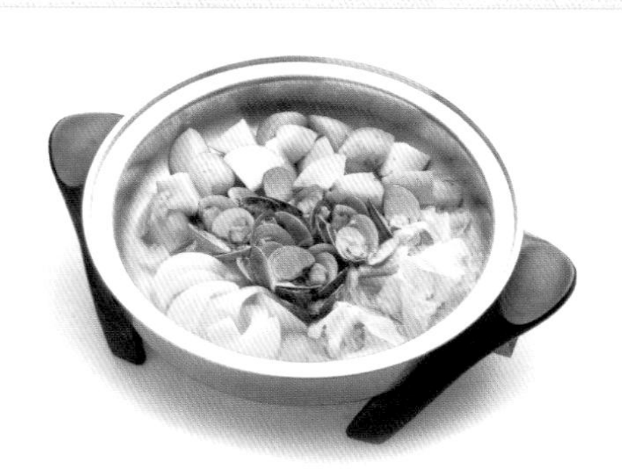

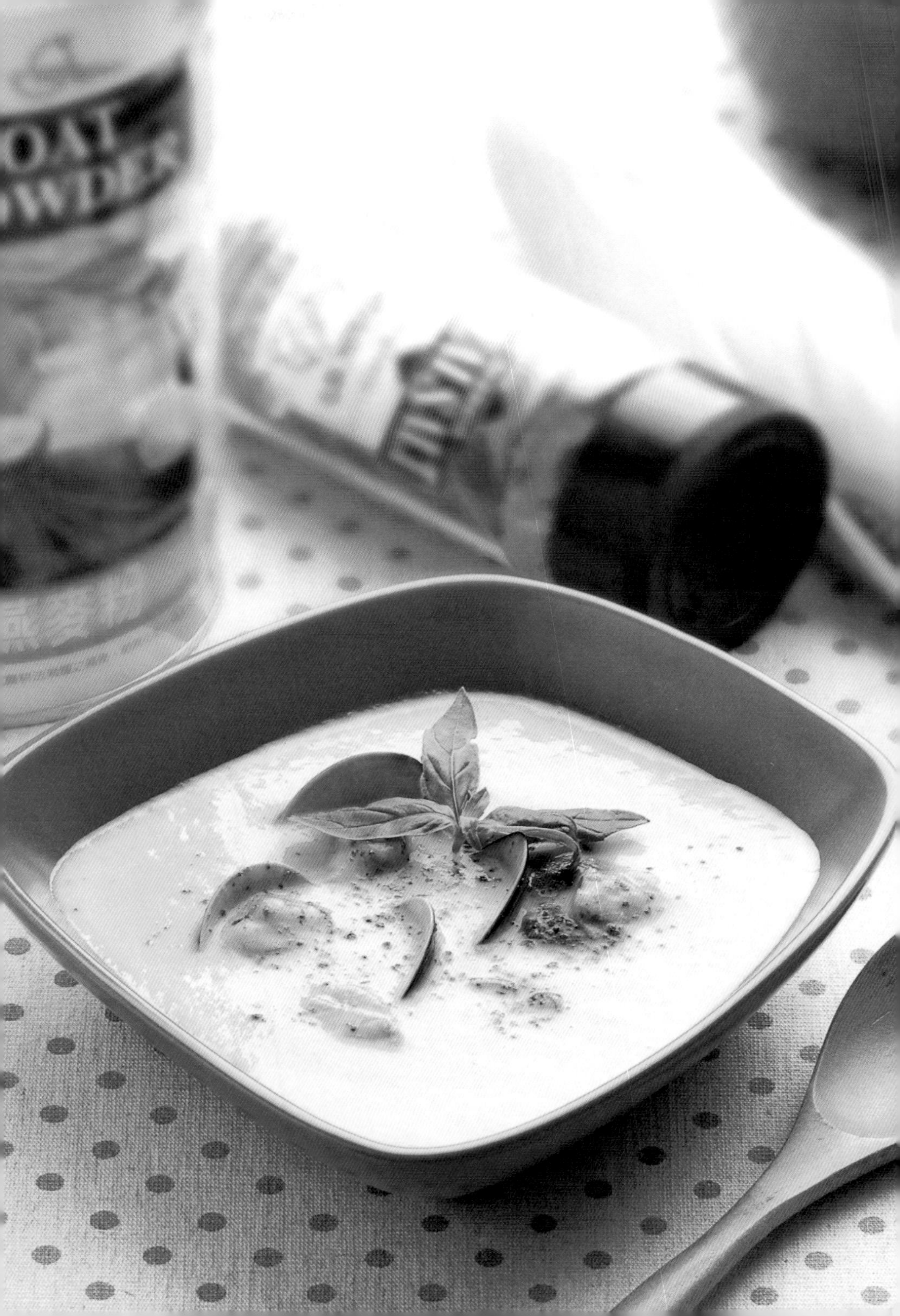

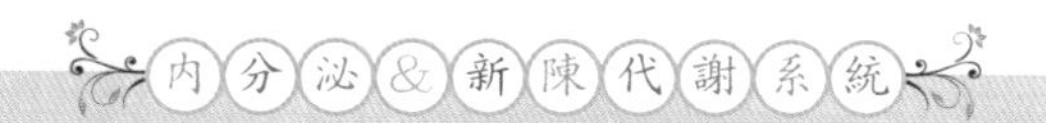

排毒精力湯

經典排毒配方·護肝有一套

材料

有機小麥草50g、有機螺旋藻1小匙、有機鳳梨3片、有機糖蜜2匙、好水400cc

作法

①將有機小麥草洗淨，使用榨汁機榨出原汁。或是使用具備3.5P馬力的全食物調理機，放入好水400cc以及有機小麥草，以高速攪打60秒後，用細的濾網過濾出小麥草汁。

②在有機小麥草汁中加入有機螺旋藻、有機鳳梨和有機糖蜜，再使用全食物調理機繼續攪打10秒即可。

★營養在這裡！

這道經典的精力湯食譜對肝臟保健有幫助，在生機飲食界被稱為「排毒水」。小麥草可平衡酸性體質、補充豐富礦物質，螺旋藻對於糖尿病、肝炎、胃潰瘍、貧血患者的保健也有助益。

王老師的小叮嚀

要提醒大家注意的是，小麥草屬極鹼性，年紀大或體弱的人不宜多喝，建議每天最多一次，一下子喝太多可能引發頭暈嘔心。我常告訴大家補充鹼性食物可改善酸化體質，但是千萬不能吃過量。人體內自有一個平衡機制，突然之間改變很容易引發身體不適。即使是對健康有益的食材，也不宜食用過量。

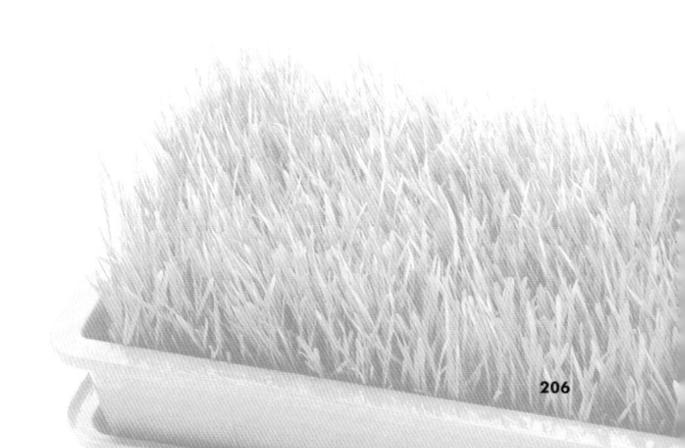

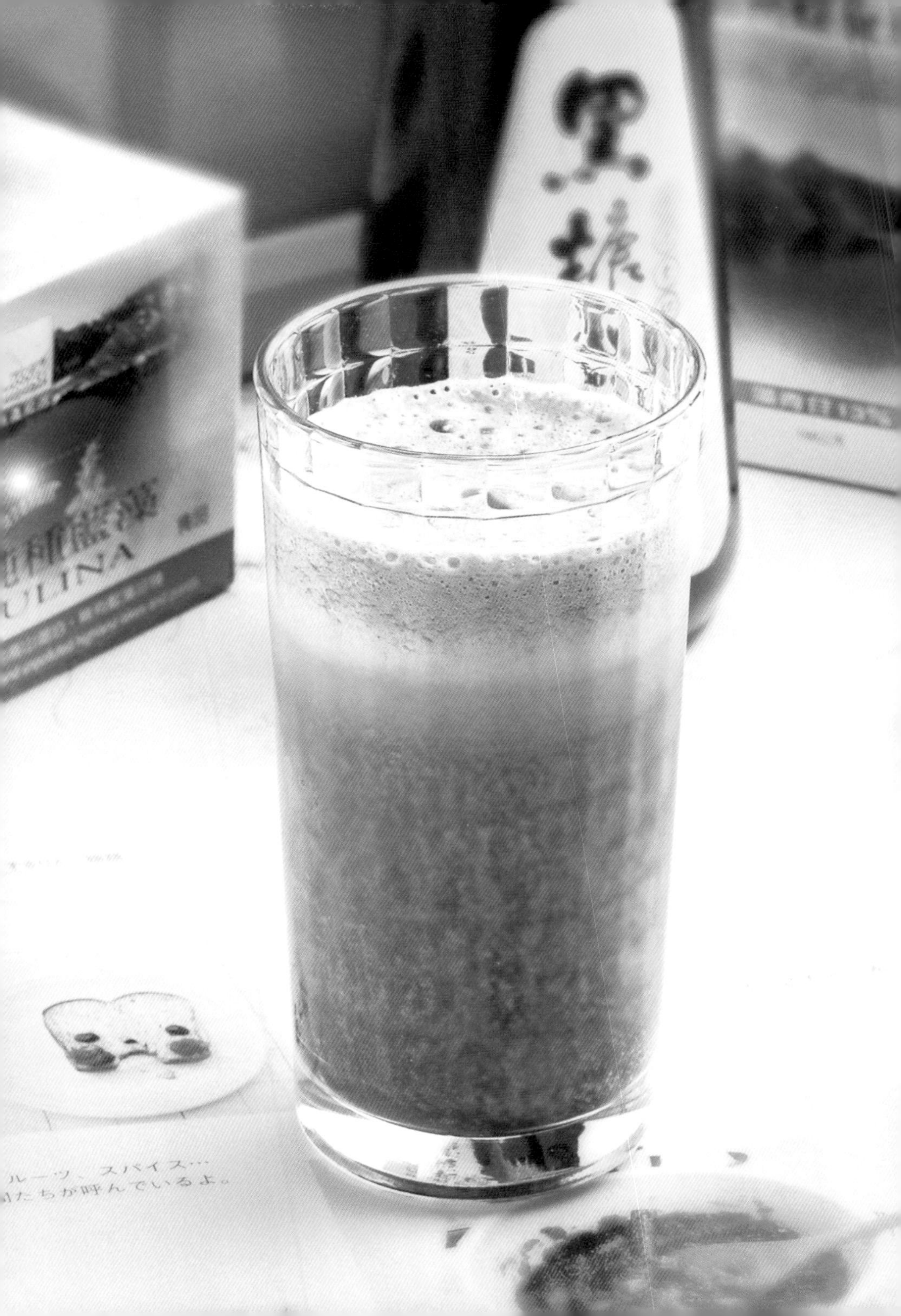
ルーツ、スパイス…
たちが呼んでいるよ。

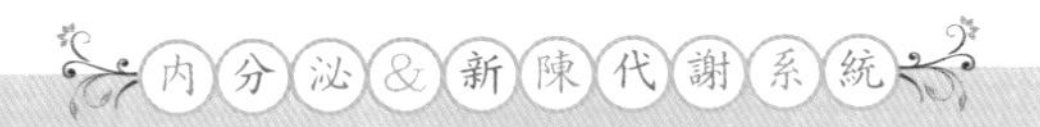

蒜蜆蒸蛋

修補心肝・加速新陳代謝

材料

有機雞蛋3顆、大蒜數瓣、蜆數個、香菇3朵、海帶1片、手工海鹽1小匙、好水300cc

作法

①將香菇洗淨後以水浸泡10分鐘後，製成高湯備用。

②將有機蛋加入香菇高湯300cc，加入海鹽1小匙後打勻，以細的濾網過濾備用。

③將香菇、海帶切成小塊，連同大蒜數瓣、蜆數個一起放入碗中，再倒入打好的蛋汁，使用定溫電煎鍋加熱至110℃，蒸6分鐘即可。

★營養在這裡！

蜆對於修復肝臟功能與保養肝臟有益，蒜和菇類可幫助增強免疫力增強活力，海藻類食物含豐富礦物質可以幫助新陳代謝。而貝類中所含的鋅，也是維持內分泌健康不可或缺的元素之一。

這道料理我曾在電視節目中示範過，它很像改良過的茶碗蒸。可別以為蒸蛋很簡單，蒸蛋要蒸得好吃、不起泡、沒有蜂巢狀，其實沒有想像中容易。

要讓蒸蛋蒸出滑嫩口感，第一個訣竅是濾渣。打蛋時要一直打到完全呈液狀沒有黏稠感為止，大約要打三到五分鐘。這時蛋汁會產生很多泡泡，我會用很細的濾網來過篩，篩過之後才調味。第二個訣竅是蒸的時候鍋蓋不能完全密封，要將鍋蓋留一點空隙，如此一來，蒸蛋就不會因壓力太大而膨脹起來了。

另外要特別注意的是，尿酸偏高者應避免過量食用。

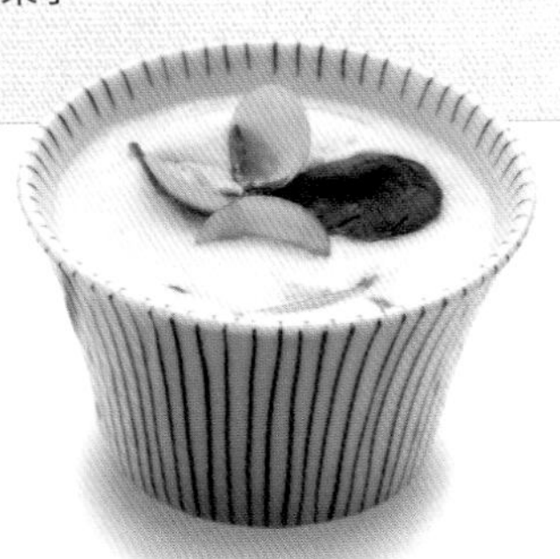

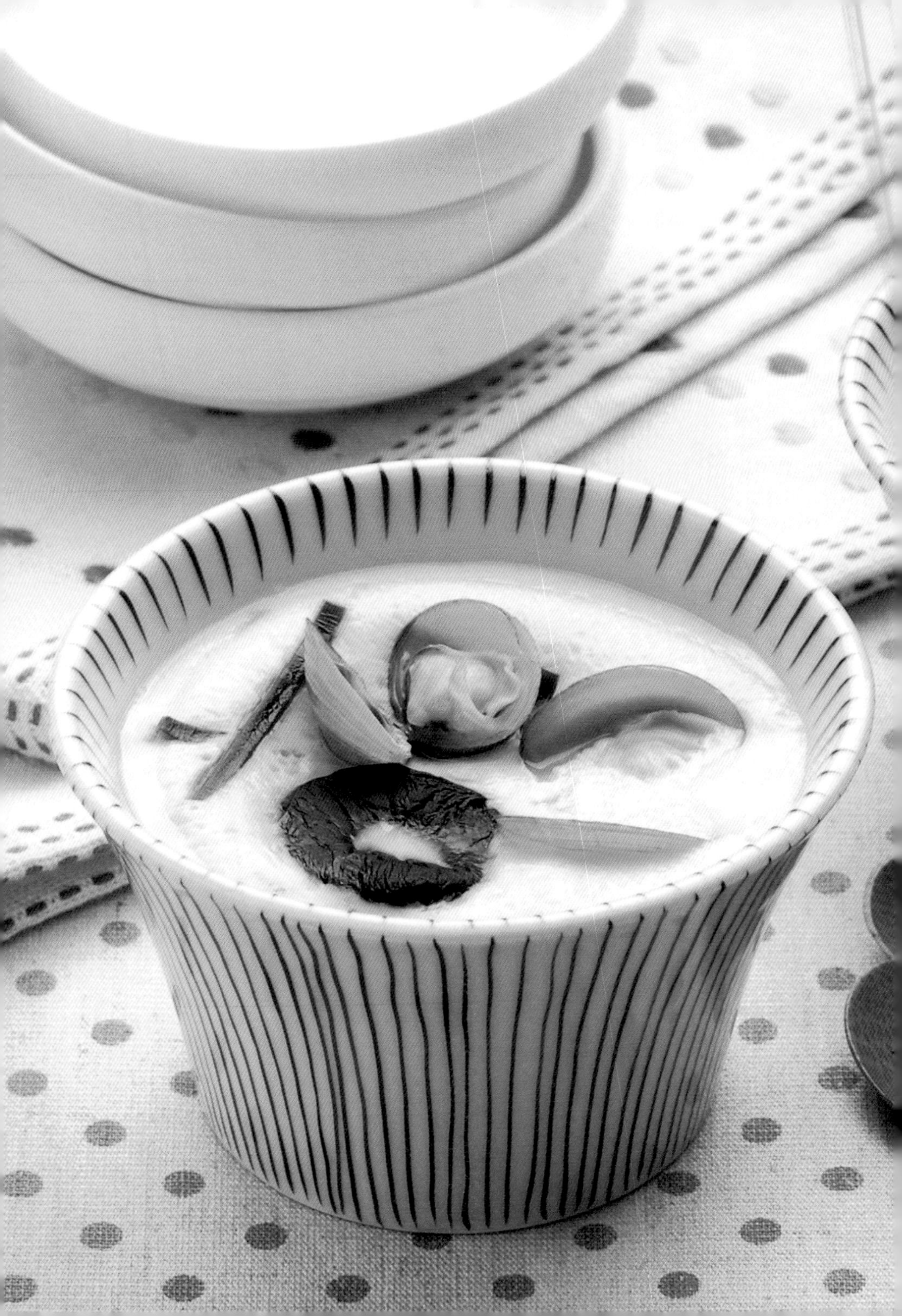

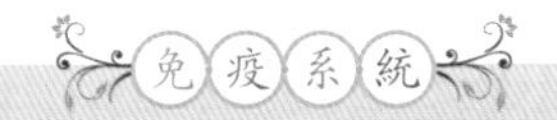

強化精力湯

強化免疫戰力·防癌抗流感

材料

有機青花椰菜芽1碗、有機奇異果1顆、有機檸檬1顆、綜合堅果1大匙、三寶粉1匙、寡糖20cc、好水300cc

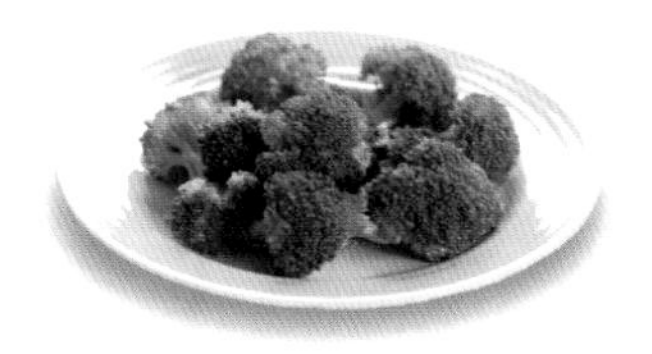

作法

①將有機檸檬去掉外皮留下白色內膜後，切塊去除檸檬子；奇異果去皮後切塊；有機青花椰菜芽洗淨後去除種子外殼。

②使用具備2~3.5P馬力的全食物調理機，將好水300cc以及有機奇異果、有機檸檬、綜合堅果一同放入，以高速攪打50秒。

③再加入三寶粉、有機綠花椰菜芽、寡糖打10秒即可。

★營養在這裡！

奇異果和檸檬都含有豐富的維生素C，可增強免疫系統。另外，多食用十字花科的綠花椰菜也可避免致癌物質對細胞的傷害。

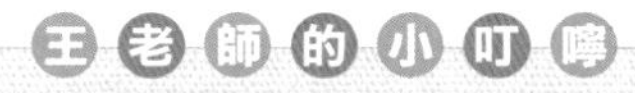

這道飲品含有檸檬和奇異果，口感偏酸。小朋友飲用以少量多次為原則，對於免疫力差、常感冒的人，建議每日飲用二至三次。

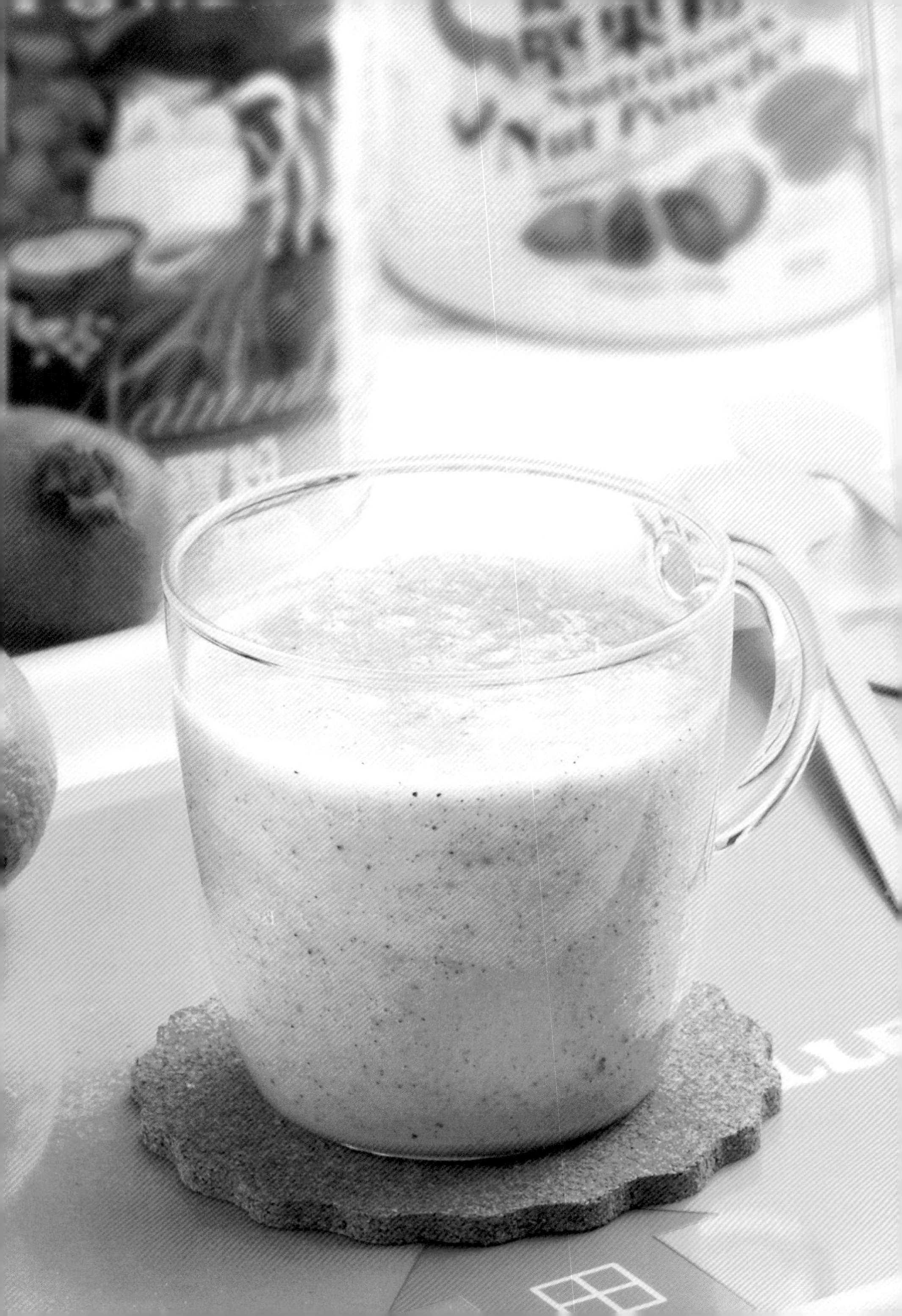

三寶粥

增加解毒能力·活化免疫細胞

材料

有機洋蔥１顆、有機大蒜100g、老薑3片、葡萄籽油1大匙、有機小米1杯、菇類三種各數朵、味噌1匙、好水1000cc

作法

①將有機小米洗淨後以水浸泡15～20分鐘。將有機洋蔥、老薑、菇類洗淨後切片、有機大蒜去皮後洗淨備用。

②使用11吋平底不鏽鋼鍋，加入葡萄籽油加熱炒香老薑之後，再加入洋蔥、大蒜拌炒。

③將食材炒軟後加入小米再加水，水的份量依米的比例添加，米：水=1：5

④加入菇類，等大火滾後再轉小火燜20分鐘，最後加味噌調味即完成。

★營養在這裡！

大蒜、洋蔥和薑含有大蒜素和硫化物，可解除體內毒素、刺激免疫系統。菇類也含有豐富的多醣體和水溶性纖維，可活化免疫細胞、增進免疫力。

王老師的小叮嚀

這道三寶粥營養豐富，蒜、洋蔥和薑增加風味，口味濃郁，口感飽滿扎實。適合大人小孩全家人食用，尤其是體質虛弱者，建議每天可食用一至三次。

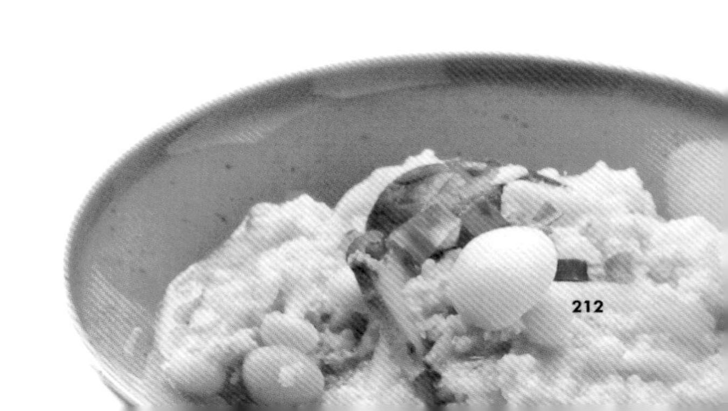

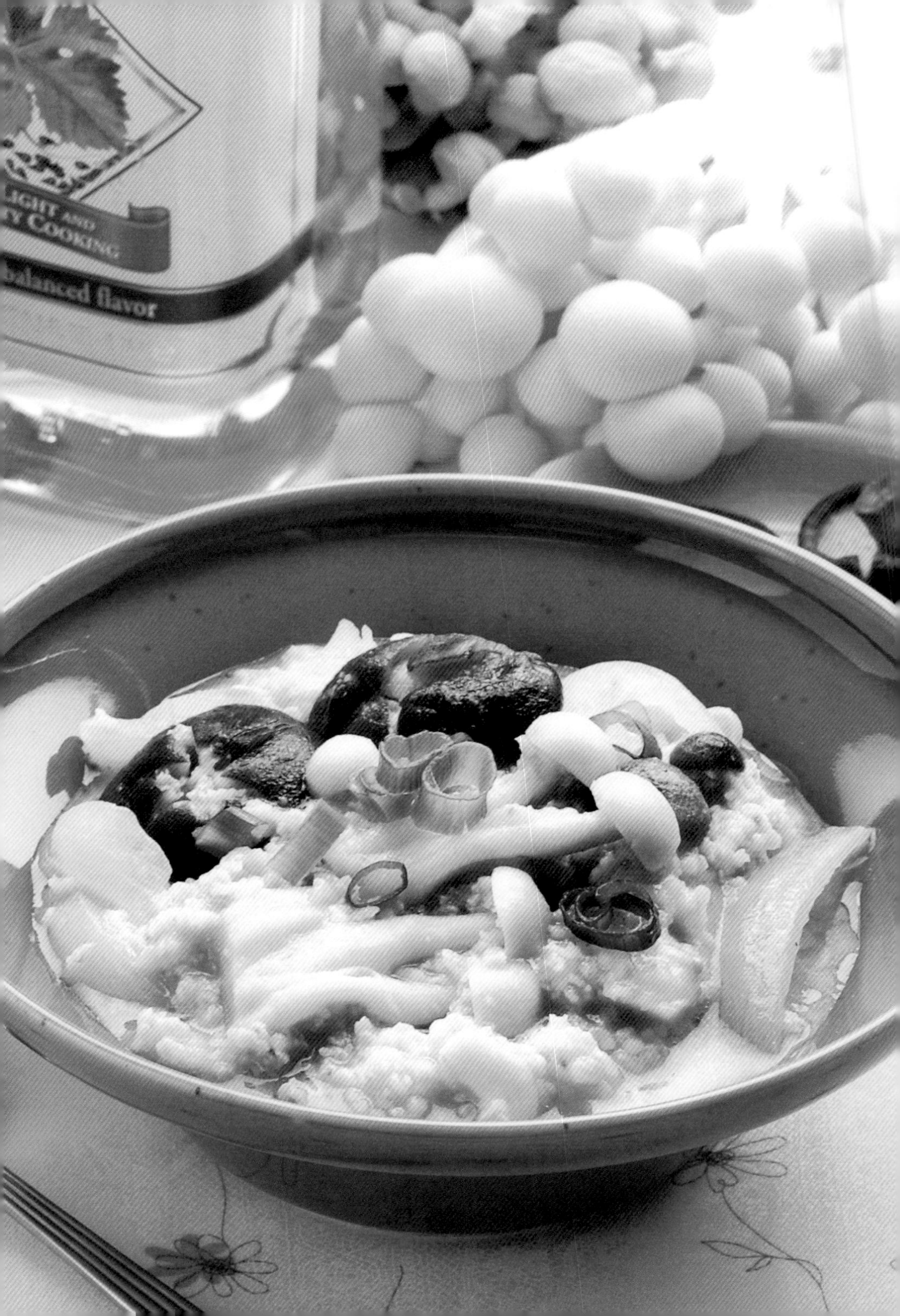
LIGHT AND
COOKING
balanced flavor

順暢精力湯

排尿順利·排毒更舒暢

材料

有機葫蘆巴豆芽半碗、有機草莓3顆、紅透番茄1顆、整顆小紅莓乾2匙、有機西洋芹菜半支、寡糖20cc、三寶粉1匙、好水300cc

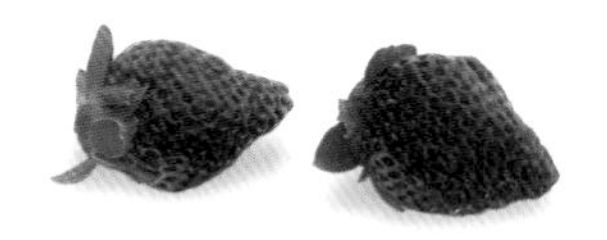

作法

①將有機紅透番茄、西洋芹菜洗淨後連皮切成小塊，草莓洗淨後去蒂、有機葫蘆巴豆芽洗淨去除種子殼。

②使用具備2~3.5P馬力的全食物調理機，將好水300cc以及草莓、紅透番茄、整顆小紅莓乾和西洋芹菜放入，以高速攪打60秒。

③再加入三寶粉、葫蘆巴豆芽和寡糖，繼續攪打10秒即可。

★營養在這裡！

這道精力湯可幫助排尿，對於腎臟不好、有排尿困難的人可作為日常保健之用。如果以新鮮小紅莓為食材效果更佳，但是新鮮小紅莓在國內難以取得，因此以葫蘆巴豆芽、小紅莓乾代替，草莓也有類似的功效。另外，西洋芹也有利尿的作用。

若非採用以有機栽種的草莓，將草莓以水清洗之後，建議再以鹼性的蔬果洗淨劑浸泡五至十分鐘，更能有效去除農藥殘留。

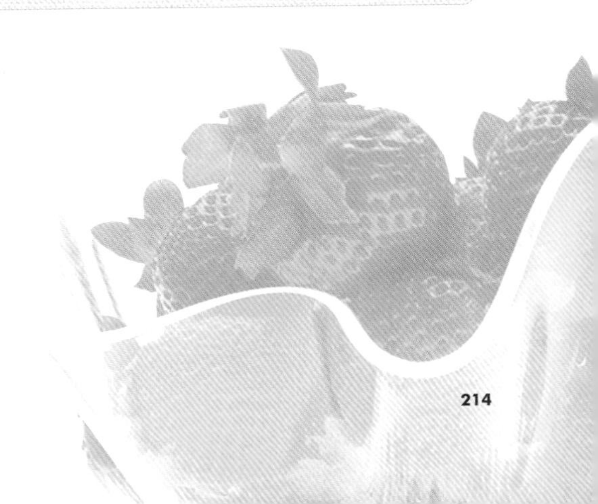

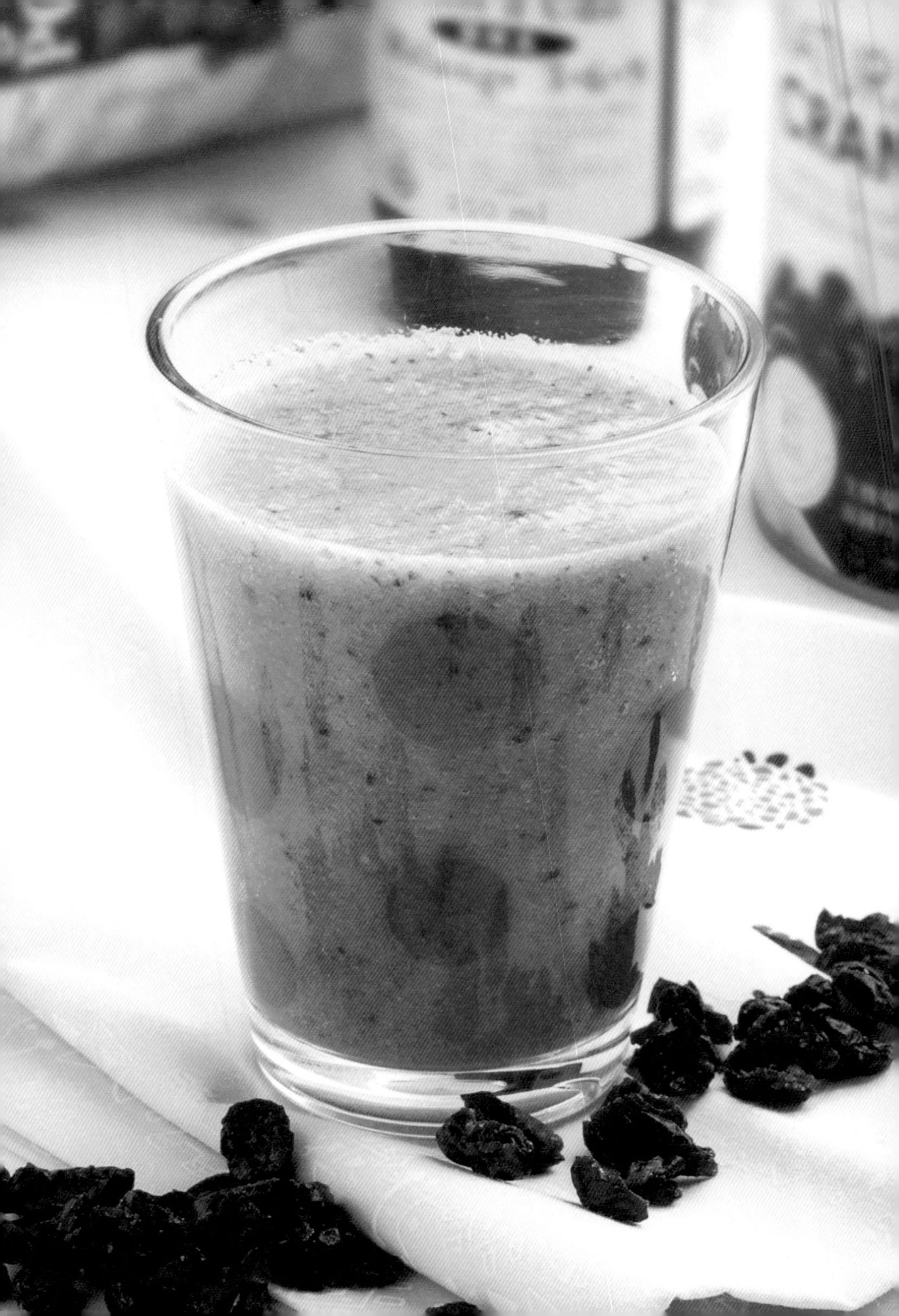

滋補蓮藕粥

腎臟保健·養生更滋補

材料

紅棗30g、枸杞20g、黑糖2湯匙、有機紅(黑)糯米1杯、新鮮蓮藕半條約300g

作法

①將蓮藕洗淨切片，與紅棗、黑糖、紅(黑)糯米加水750cc，煮滾後轉小火續煮30分鐘。

②將枸杞加入，再次水滾時便可關火，再燜約5分鐘即可。

★營養在這裡！

這道料理具有滋補腎臟的效果。蓮藕含豐富蛋白質以及維生素、礦物質，對於泌尿系統的保健有幫助。另外，這道蓮藕粥也具備了優質的蛋白質、好的脂肪酸，可提升養生功能。

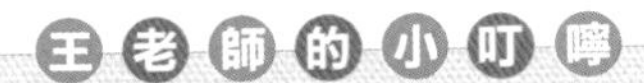

在中醫來說，有「黑入腎」的說法。因此食譜中的紅糯米，也可以黑糯米替代，食材交替也可增加口感和風味上的變化。

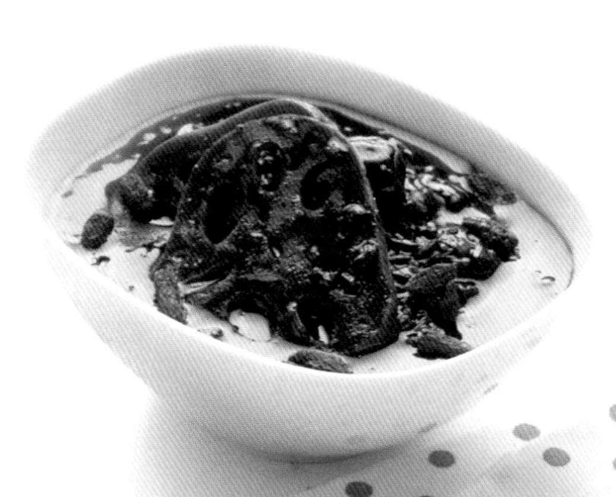

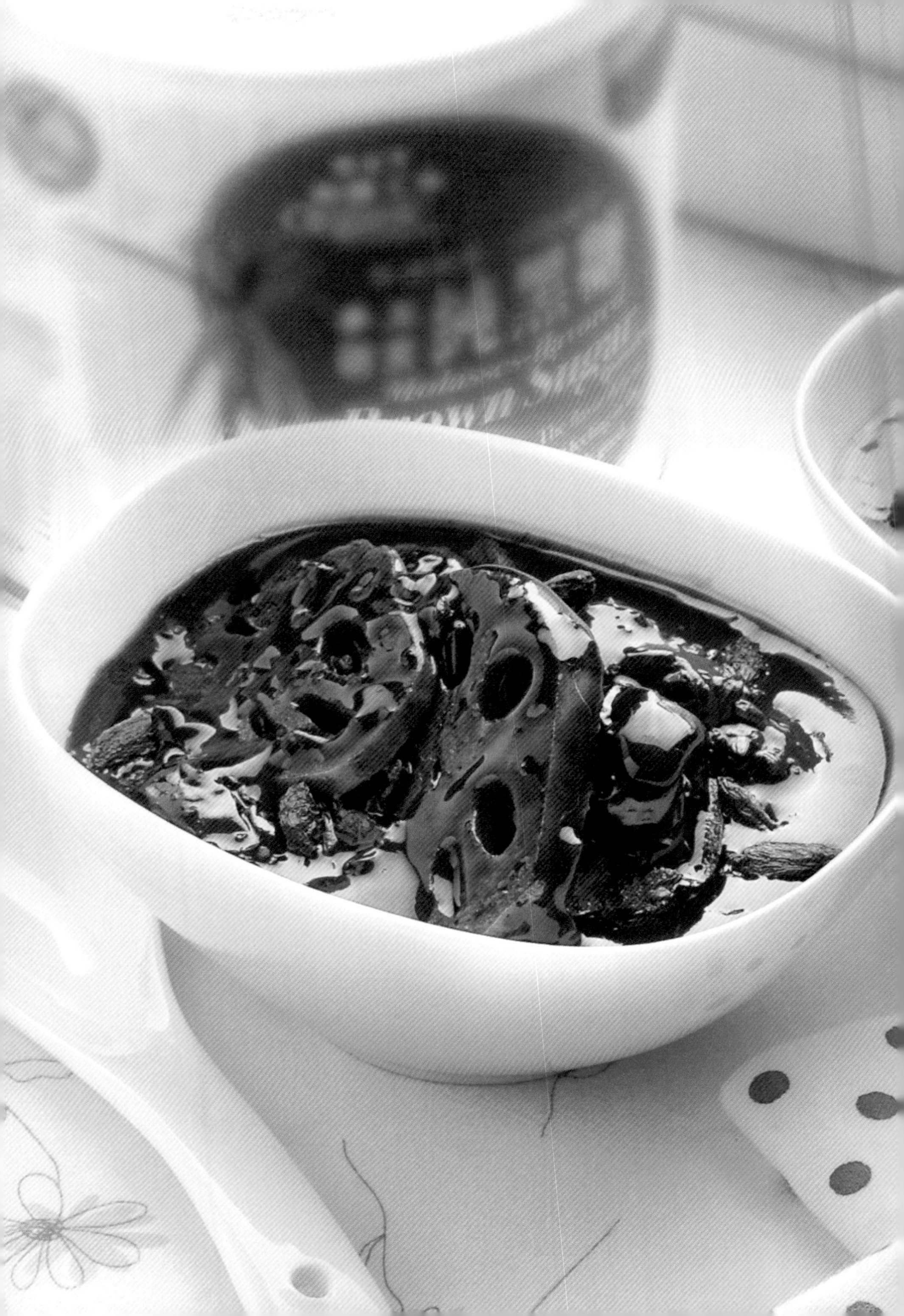

安神精力湯

紓壓解憂慮·夜夜好眠

材料

有機萵苣3片、有機豌豆苗半碗、有機葡萄6顆、香蕉半根、海帶芽少許、三寶粉2匙、好水300cc、蜂蜜20cc

作法

①將有機萵苣洗淨後切成小塊，葡萄洗淨後去蒂，海帶芽洗淨後以水浸泡5分鐘，有機碗豆苗洗淨去除種子殼。
②使用具備2~3.5P馬力的全食物調理機，將好水300cc以及有機萵苣、葡萄、海帶芽一起放入，以高速攪打50秒。
③再加入三寶粉、香蕉、碗豆苗、蜂蜜，繼續打10秒即可。

★營養在這裡！

萵苣具有避免腦部及神經細胞受到氧化傷害的功用。這道精力湯很適合生活緊張、壓力大、有失眠困擾的人飲用。海帶芽則是含有可溶性纖維與大量膠質，能協助排便順暢與抗老化、預防心血管疾病。

若非採用以有機栽種的葡萄，將葡萄以水清洗之後，建議再以鹼性的蔬果洗淨劑浸泡五至十分鐘，能更有效去除農藥殘留。

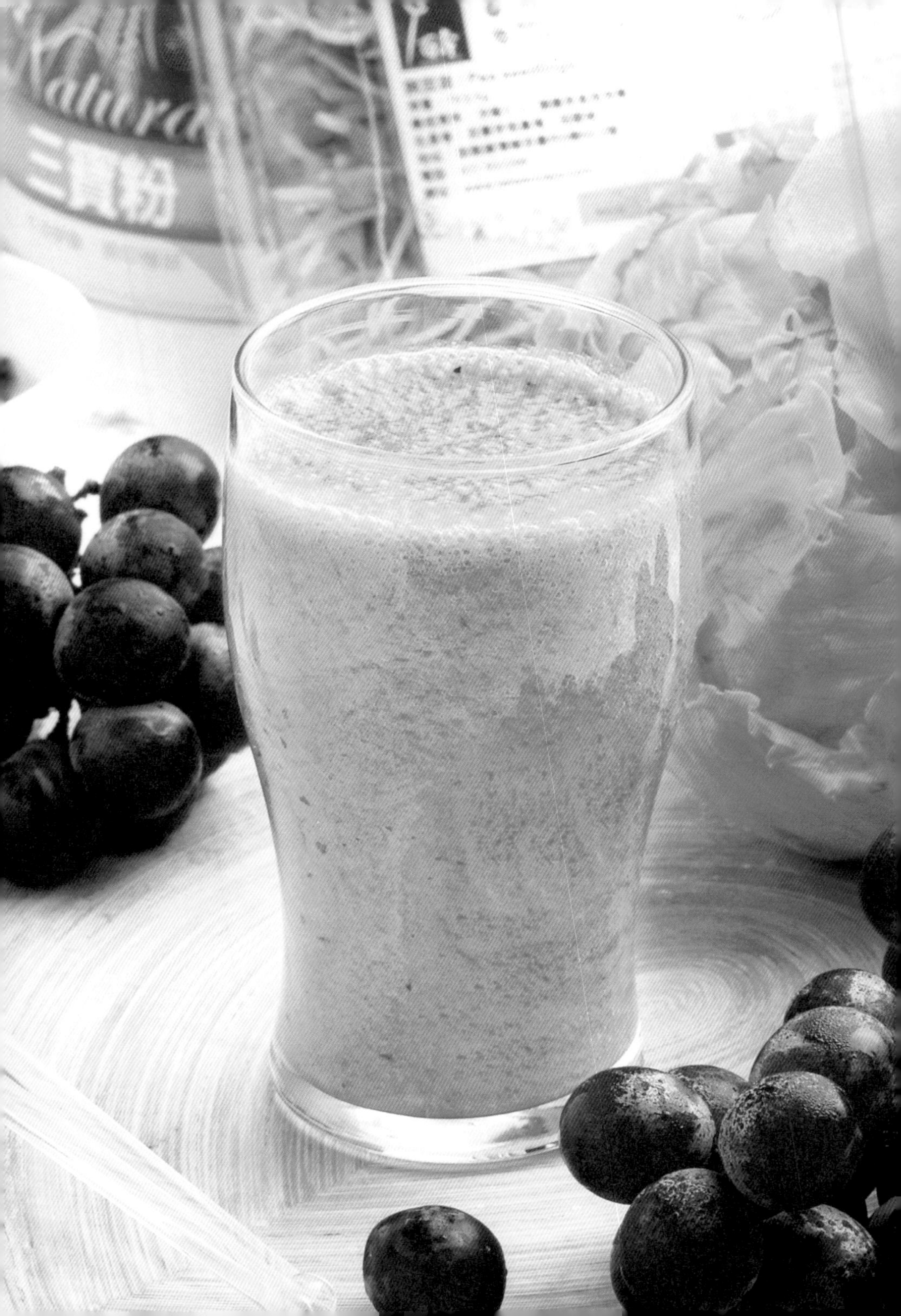

羅勒海鮮豆腐湯

增強記憶力·頭好壯壯

材料

圓鱈魚3片、有機豆腐1塊、昆布3小片、老薑5片、大蒜數顆、羅勒（九層塔）1小把、有機冷壓芝麻油少許、手工海鹽1小匙、水1500cc、蔬菜素味素1小匙

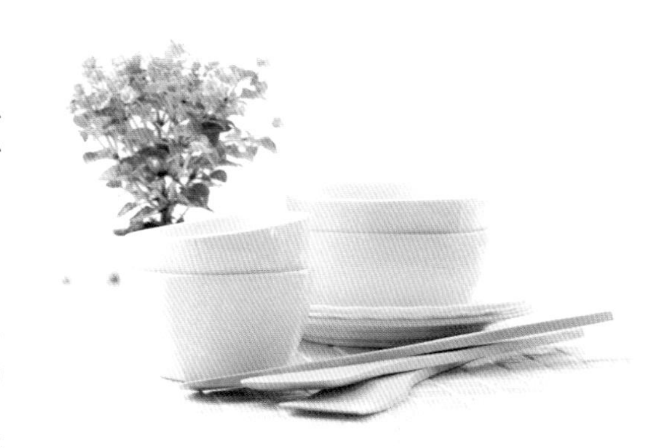

作法

①將昆布洗淨後以水浸泡5~10分鐘。
②使用定溫電煎鍋加熱至110℃，將昆布加水放入薑片熬湯，等湯滾後將豆腐切塊放入，再把圓鱈魚加入。
③最後把大蒜、羅勒放入湯中，加入芝麻油、蔬菜素味素與海鹽調味即可。

★營養在這裡！

九層塔（羅勒）可幫助神經細胞形成功能，豆類能維持健康神經細胞膜、增強記憶力，適合平常用腦過度的人適量攝取。

這道羅勒海鮮湯可以自由變化食材，建議選擇深海魚類如鱈魚、鮭魚或鯖魚等，深海魚含有Omega3脂肪酸和DHA，可補充腦力、維持頭好壯壯。

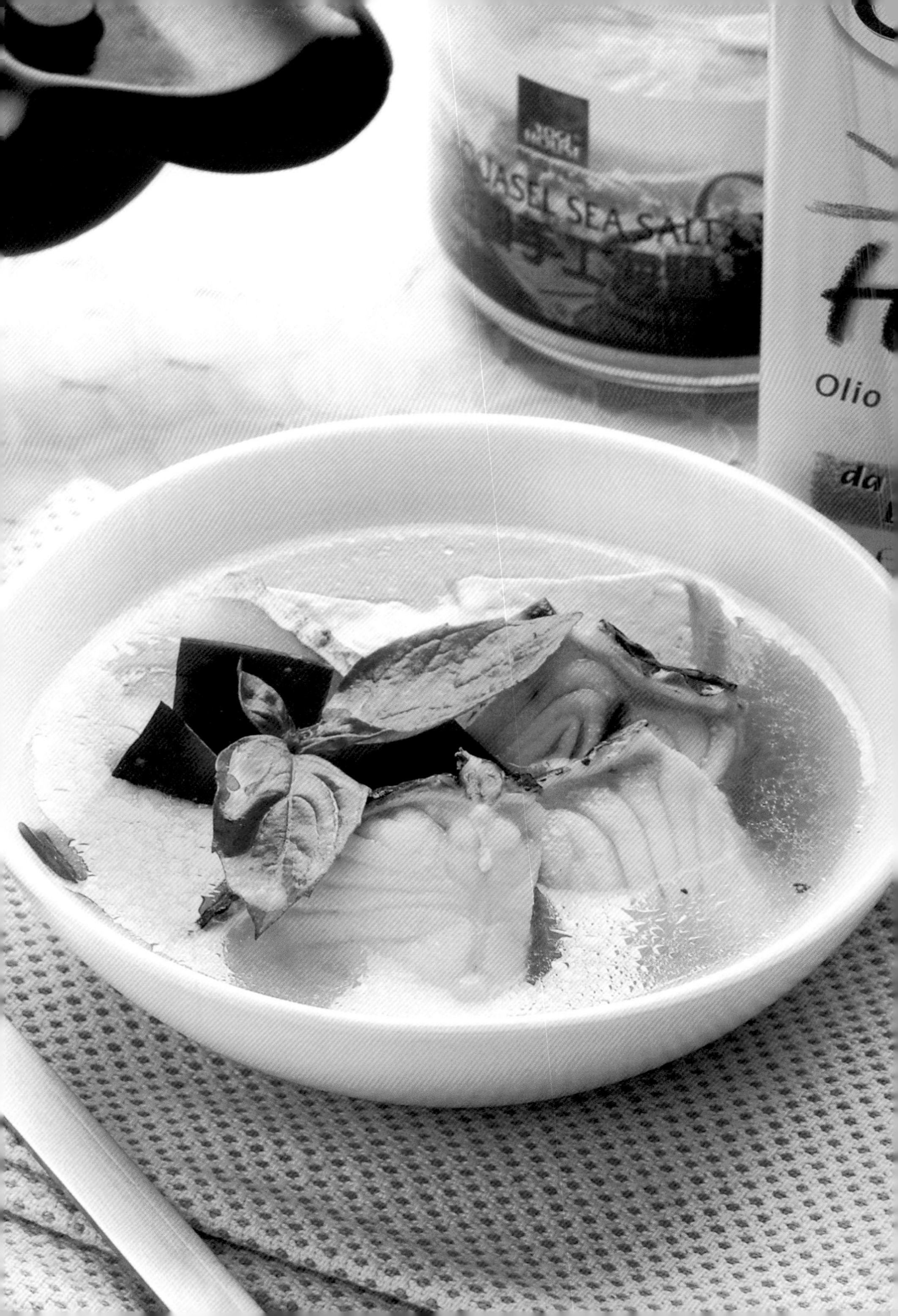

SEA SALT
Olio
da

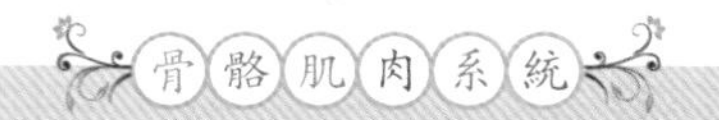

強健精力湯

強筋健骨·健步如飛

材料

有機鳳梨3片、大黃瓜1/3根、苜蓿芽半碗、低溫烘焙亞麻仁籽粉1匙、三寶粉1匙、好水300cc、蜂蜜2大匙

作法

① 將有機鳳梨及大黃瓜洗淨後去皮切成小塊，苜蓿芽洗淨去除種子殼。
② 使用具備2~5P馬力的全食物調理機，將好水300cc以及有機鳳梨、大黃瓜放入，以高速攪打50秒。
③ 加入苜蓿芽、低溫烘焙亞麻仁籽粉和三寶粉及蜂蜜，繼續再打10秒即可。

★營養在這裡！

鳳梨酵素可以減輕發炎，改善關節炎症狀。而亞麻仁籽則可補充Omega3，也有減輕發炎的效果。很適合上了年紀骨骼退化、有關節炎困擾的人適量攝取。

長期飲用偶爾想要換換口味的人，也可以用酪梨、香蕉和豆漿來做變化。酪梨和香蕉含有維持骨骼健康和肌肉生長所必需的微量元素，可以加強鈣質吸收，預防骨質疏鬆。

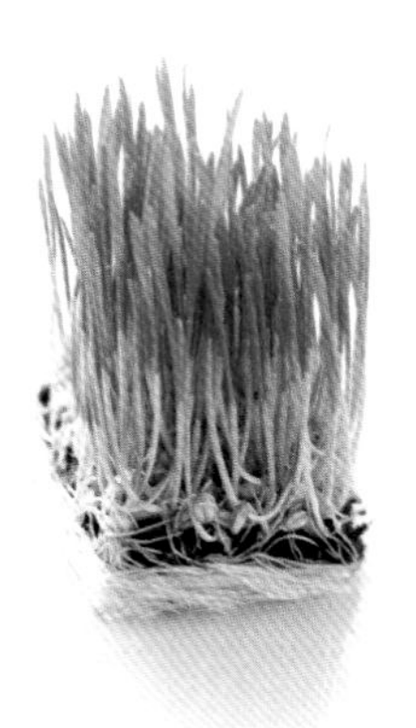

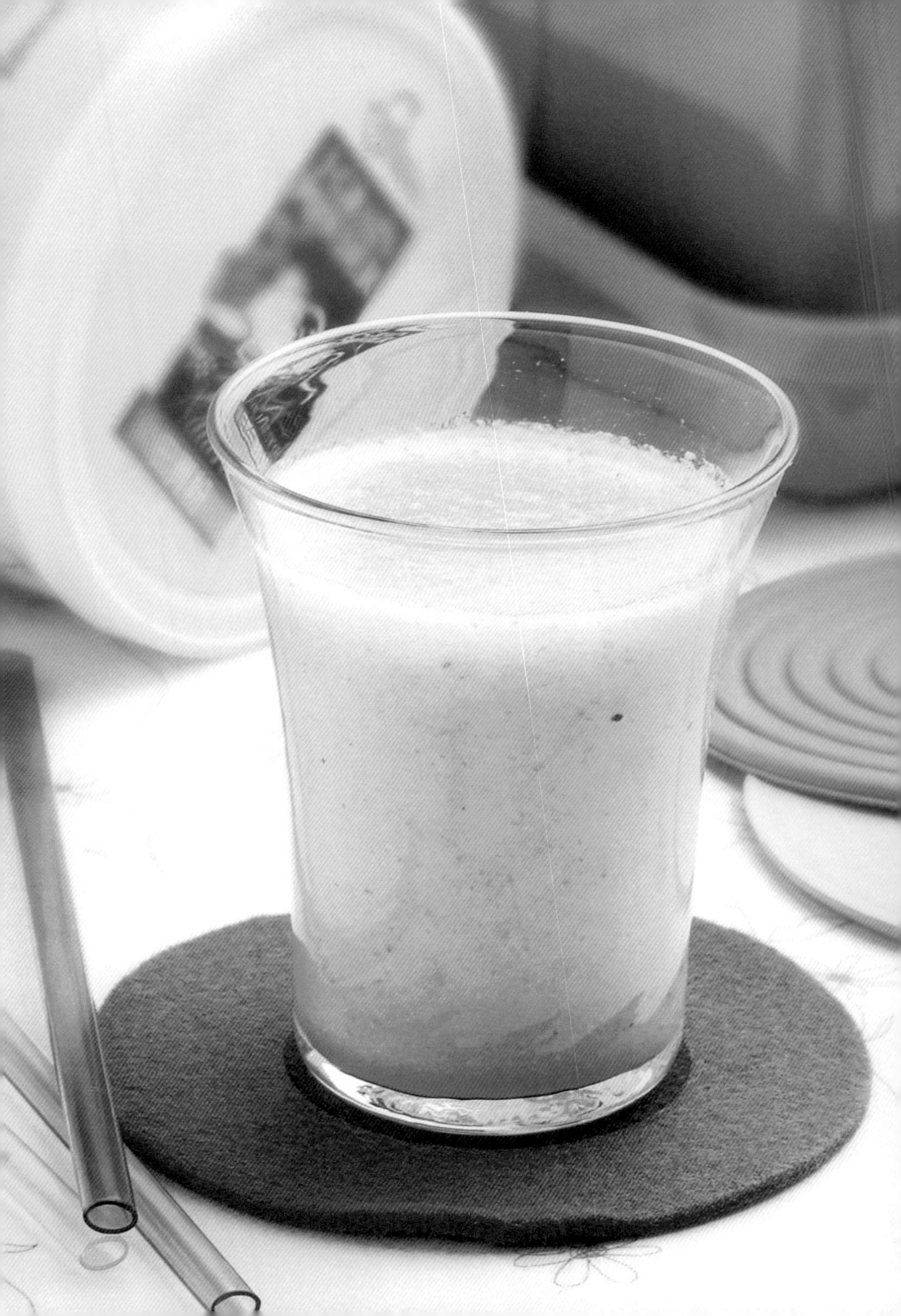

豆芽排骨湯

刺激成長發育·讓你長高又強壯

材料

有機黃豆芽（或花生芽）一碗、紅番茄2個、牛蒡半根（約200g）、大蒜5顆、無毒豬小排骨數塊、手工海鹽1小匙、水1500cc、天然苦茶油1匙、蔬菜素味素1小匙

作法

①有機黃豆芽、紅番茄、牛蒡先洗淨，紅番茄切塊，牛蒡切片備用
②苦茶油加熱拌炒大蒜、牛蒡提味，放入無毒豬小排骨及水1500cc。
③再加入有機黃豆芽，紅番茄煮滾後以小火燉煮10分鐘，最後以海鹽與蔬菜素味素調味即可。

★營養在這裡！

豆芽提供優質的蛋白質和鈣，能幫助肌肉成長、骨骼發育。對於發育年齡的身高、關節肌肉成長也有助益。

王老師的小叮嚀

此道料理每天可食用一至三次。若要吃得更無毒、更健康，建議採用無毒養殖的豬小排來燉煮，營養更豐富。

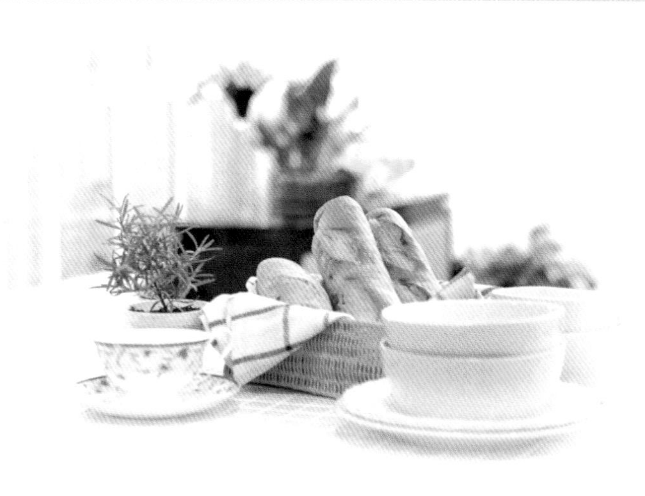

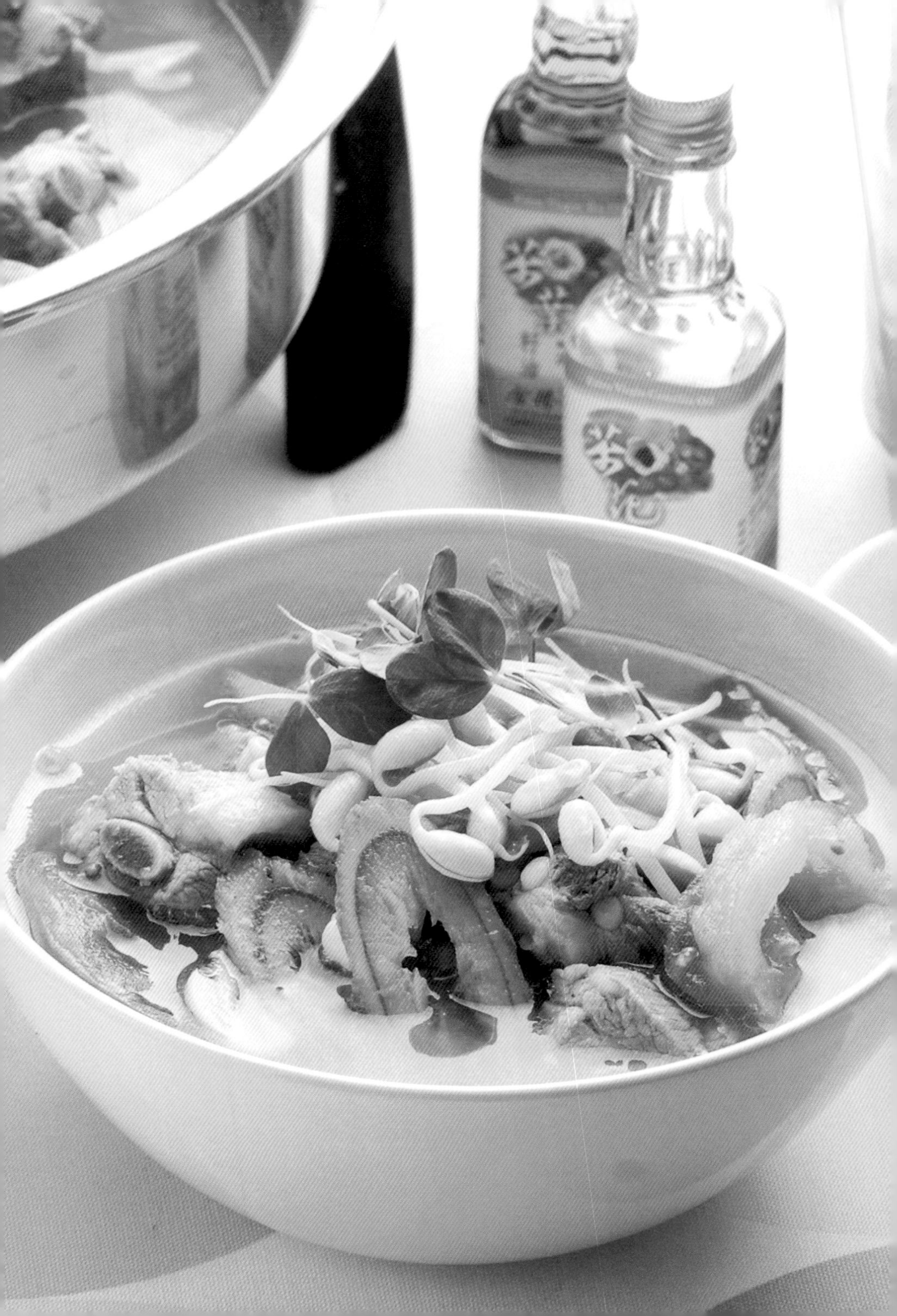

附錄一

蔬果清洗的排毒法則

許多生機精力湯都是以調理機連皮連籽地打，直接飲用。因此如果使用的不是有機種植的蔬果，必須特別注意蔬果農藥殘留的問題。

食材去除農藥殘留的排毒方法：

1.以流動的清水清洗。

2.清洗後去皮。

3.購買後不立刻食用：先保存一段時間，使其殘留在表皮的農藥揮發掉。

4.加熱：蔬果買回來後，可先以熱水汆燙一下，其道理有如泡茶第一泡倒掉。

5.酸鹼中和：使用鹼性清洗劑清洗蔬果。

我曾在電視節目中做過實驗，證明蔬果上殘留的農藥，用水是無法完全去除的。我建議使用鹼性的蔬果清洗劑來清洗、浸泡蔬果，它是一種天然的貝殼粉，市面上可以找得到。

蔬果表面的農藥殘留一部分是脂溶性的，中性的水無法溶解洗淨，需要鹼性物質才能把油性物質溶解，並且以鈣離子將油脂吸附出來。用鹼性蔬果清洗劑浸泡蔬果，會發現水面上會浮出一層油，效果十分明顯。

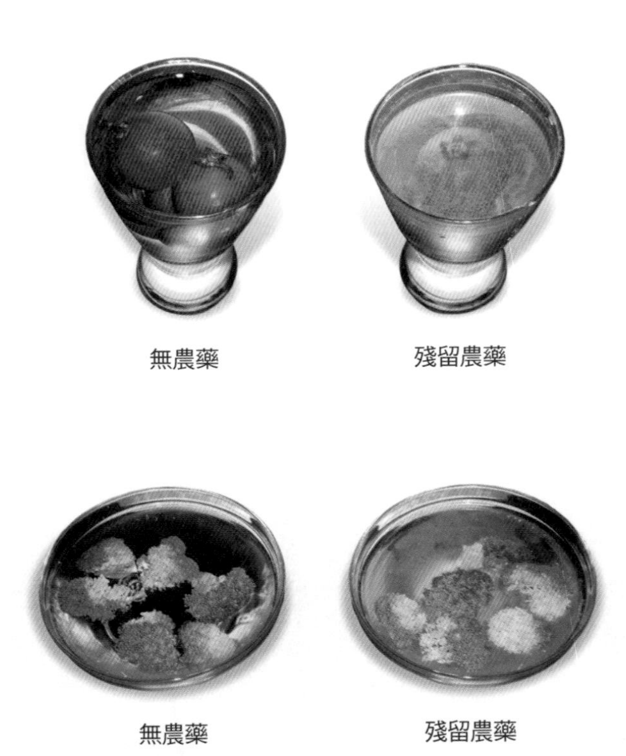

無農藥　殘留農藥

無農藥　殘留農藥

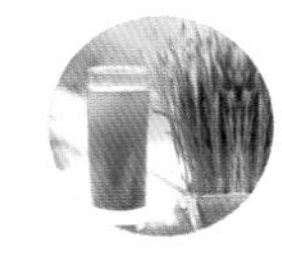

附錄二 認識健康排毒小功臣——芽菜

常見芽菜	屬性	王老師的小叮嚀
葵花苗	性涼味甘	脾胃虛寒者不宜多食。普林值高，痛風患者不宜多食。
蕎麥芽	性寒味甘	腸胃功能不佳及虛寒者不宜多食。過敏性皮膚炎、支氣管炎及體質過敏者宜謹慎食用。
蘿蔔嬰	性涼味辛	脾胃虛寒者不宜多食。普林值高，痛風患者避免食用。
綠花椰菜芽	性涼味甘	脾胃虛寒者不宜多食。
扁豆芽	性寒味甘	脾胃虛寒者不宜多食。普林值高，痛風患者不宜多食。
小麥草	性涼味甘	體質虛寒者食用小麥草汁需要稀釋五至十倍，並於食用二十分鐘後，配一杯薑茶或糙米茶平衡一下，避免因太寒而引起身體不適。
豌豆苗	性平偏涼、味甘	脾胃虛寒者不宜多食。豌豆苗的營養價值相當高，可與其他蔬果搭配成生菜沙拉或打成果菜汁，營養完整且充足。
苜蓿芽	性平味甘	苜蓿芽的刀豆氨基酸成分有可能引起自體免疫疾病，罹患自發免疫系統疾病者不宜大量連續吃，宜吃吃停停，另外紅斑性狼瘡患者不宜食用。
葫蘆巴豆芽	性涼味甘	脾胃虛寒者不宜多食。普林值高，痛風患者不宜多食。

綠豆芽	性微寒味甘	脾胃虛寒者不宜多食。普林值高，痛風患者不宜多食。市面上豆芽菜可能使用漂白劑、殺菌劑或除根劑，最好選購有機栽培豆芽。
黃豆芽	性涼味甘	脾胃虛寒者不宜多食。普林值高，痛風患者不宜多食。黃豆芽生食易產生飽脹感且不易消化，應煮至熟爛並細嚼慢嚥。
黑豆芽	性溫味甘	脾胃虛寒者不宜多食。普林值高，痛風患者不宜多食。黑豆芽不宜生食，應煮至熟爛並細嚼慢嚥。

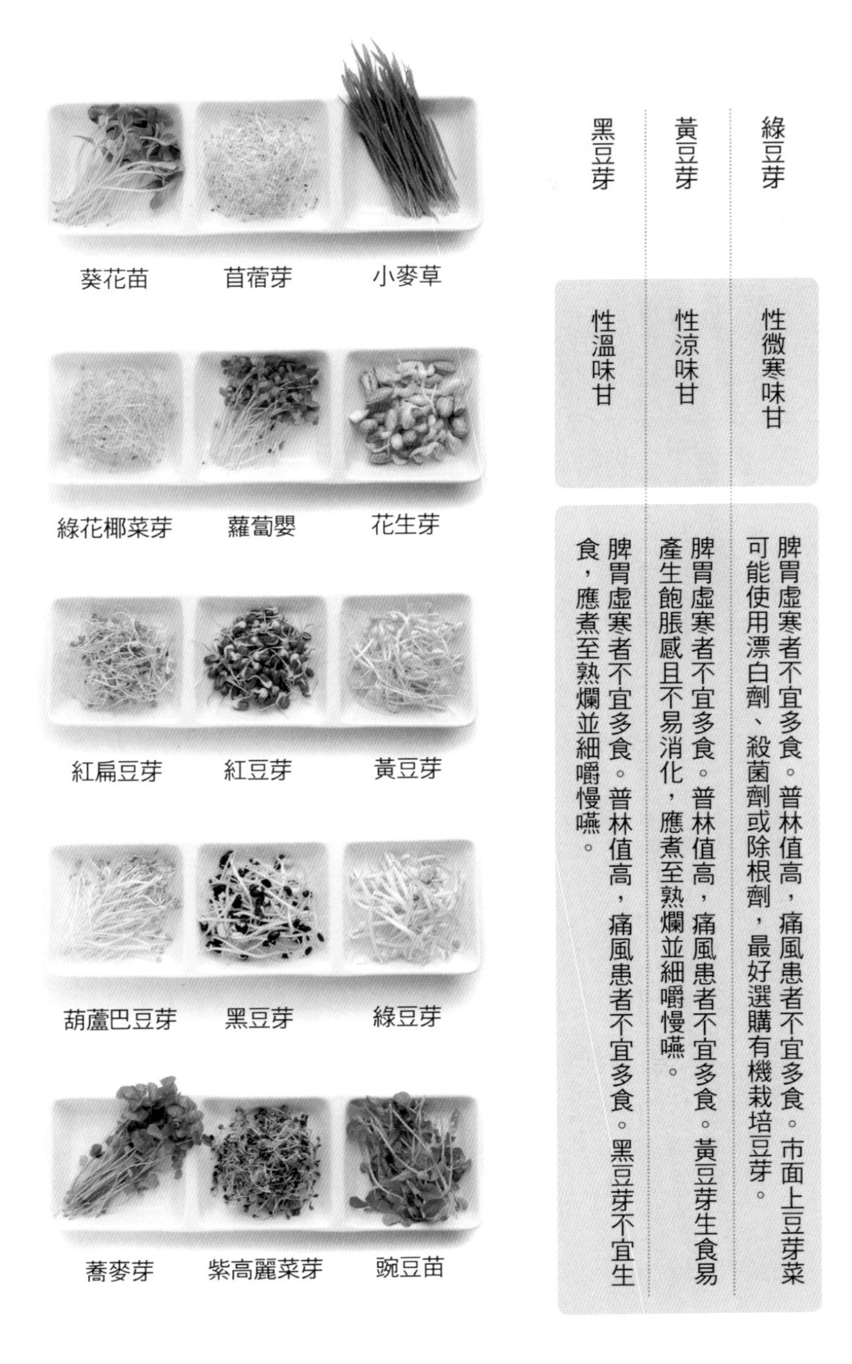

葵花苗　苜蓿芽　小麥草

綠花椰菜芽　蘿蔔嬰　花生芽

紅扁豆芽　紅豆芽　黃豆芽

葫蘆巴豆芽　黑豆芽　綠豆芽

蕎麥芽　紫高麗菜芽　豌豆苗

種類	重要營養素	食用功效
苜蓿芽	酵素、蛋白質、纖維素、維生素A、B群、C、D、E、鈣、鐵、磷、鉀、硒、鋅、菸鹼酸、泛酸	能使酸化的血液轉變為弱鹼性、防止老化、預防成人疾病、美化肌膚、強化血管以及使血液循環更順暢、含多種酵素能幫助人體消化吸收、降低脂肪囤積。
綠豆芽	酵素、蛋白質、纖維素、維生素A、B群、C、D、E、K、鐵、鈣、鈉	清膽養胃、解暑止渴、利尿、止瀉痢、對青光眼患者有降眼壓的功效。
小麥草	酵素、蛋白質、纖維素、維生素A、B群、C、E、K、鈣、鐵、磷、鎂、菸鹼酸、微量元素	改善消化系統，預防癌症、糖尿病和心臟病，治療便秘，清除血液中的重金屬，淨化肝臟，預防脫髮以及改善更年期症狀、美容肌膚。
黃豆芽	酵素、蛋白質、纖維素、維生素A、B群、C、E、K、鈣、鐵、磷	健脾、利尿、抑制脂肪之吸收並促進分解、降低膽固醇、減肥、防止動脈硬化、延緩衰老、增強記憶力。
黑豆芽	酵素、蛋白質、纖維素、維生素B_1、B_2、E、鈣、鐵、磷、鈉、植物固醇、皂素、類黃酮素、花青素	含抗氧化物延緩老化、滋養肌膚、利水消腫、補益止汗、滋補腎臟、促進新陳代謝
豌豆苗	酵素、蛋白質、纖維素、維生素A、B群、C、鈣、鐵、磷、鎂	防止皮膚乾澀、粗糙、抑制黑色素形成、調整腸胃、益中平氣。
蕎麥芽	酵素、蛋白質、纖維素、維生素B_1、B_2、C、鈣、鐵、銅、鋅、菸鹼酸、泛酸、芸香苷、槲皮素、膽鹼	促進腸胃蠕動及消化吸收；芸香苷對血管具有擴張及強化作用，對於人體心肌活動具有調節作用；槲皮素可修補微細血管，預防心血管疾病的發生。
葵花苗	酵素、蛋白質、脂肪、纖維素、維生素C、E、鈣、鉀、鐵、磷、鎂	清熱涼血、清腸解毒，預防貧血、腳氣病、口角炎，對舒緩胃潰瘍也有益。

蘿蔔嬰	酵素、纖維素、維生素A、B_1、B_2、C、E、膽鹼、鈣、鐵、磷、錳	幫助消化、刺激腸胃蠕動、治療便秘及慢性腸胃病並且預防衰老、疲勞、鬱悶、皮膚乾燥。
葫蘆巴豆芽	酵素、蛋白質、脂肪、纖維素、維生素B群、C、E、鈣、鉀、鐵、磷、鎂、鋅、微量元素	清潔血液及腎臟、穩定血糖、幫助消化及腸道潤滑、對眼睛、發炎及肺臟有益。
綠花椰菜芽	酵素、蛋白質、纖維素、維生素A、B群、C、E、K、鈣、鐵、磷、鉀、硒、鋅、菸鹼酸、蘿蔔硫素	改善胃炎、潰瘍甚至胃癌、新鮮的綠花椰菜苗富含「蘿蔔硫素」可以刺激腸胃產生對抗自由基破壞DNA物質和發炎症狀的酵素。能使酸性血液轉變為弱鹼性、防止老化、預防慢性疾病、美化肌膚、抗癌。
扁豆芽	酵素、蛋白質、纖維素、維生素B群、C、鈣、鐵、磷、鎂、鋅	幫助腸胃消化吸收、調整酸性體質、預防貧血、改善呼吸道問題。
花生芽	蛋白質、脂肪、纖維素、維他命A、B_1、B_2、E、K、鈣、鐵、磷、白藜蘆醇、卵磷脂	花生芽中的白藜蘆醇為一種抗氧化物，可以提高體內的胰島素、降低葡萄糖，並強化心臟和內臟組織，有助於穩定情緒改善憂鬱症，促進膠原蛋白合成，減少骨質疏鬆的機率，促進新骨形成，抑制腫瘤生長。
紫高麗菜芽	酵素、蛋白質、纖維素、維他命B群、C、E、鐵、鈣	預防骨質疏鬆症、牙齒退化、貧血、神經衰老、疲憊、胃潰瘍與食慾不振。

各種芽菜栽培法

種類	種子泡水時間	催芽時間	適合溫度	育成天數
綠豆芽	夏天6~8小時 冬天10~14小時	免催芽	18℃以上	3~5天
黃豆芽	夏天6~8小時 冬天10~14小時	免催芽	30℃以下	4~6天
豌豆苗	6小時（新鮮的豆）	16~24小時	27℃以下	5~7天
空心菜芽	8~10小時	免催芽	18℃以上	3天(夏)
蕎麥芽	8~12小時	免催芽	27℃以下	7天
葵花苗	8~10小時	16~24小時	27℃以下	7天
米豆芽	夏天6~8小時 冬天10~14小時	免催芽	18℃以上	3天(夏)
苜蓿芽	12~14小時	16~30小時	27℃以下	3~6天
蘿蔔嬰	12~16小時	16~24小時	27℃以下	4~7天
小麥芽	10~16小時	20~30小時	20℃以下	4~7天
芝麻芽	10~16小時	16~24小時	25℃以下	5~7天
白菜芽	8~14小時	24~48小時	27℃以下	5~7天
綠花椰菜芽	10~16小時	24~48小時	27℃以下	5~7天
芥藍菜芽	8~14小時	24~48小時	27℃以下	5~7天
紅豆芽	夏天6~8小時 冬天10~14小時	免催芽	27℃以下	4~6天
扁豆芽	4~8小時	免催芽	30℃以下	5~7天
黑豆芽	夏天6~8小時 冬天10~14小時	免催芽	30℃以下	5~7天
紫高麗菜芽	8~12小時	16~24小時	27℃以下	5~7天
蠶豆芽	8~12小時	免催芽	30℃以下	5~7天
花生芽	4小時	免催芽	18℃以上	5~7天
葫蘆巴豆芽	4~8小時	免催芽	27℃以下	5~7天

◎催芽方法：每隔5至6小時泡水一次再瀝乾，蓋上濕布保持濕度。
◎培育芽菜時請全程使用乾淨的過濾水（含礦物質），早晚各灑水一次。

本書參考文獻

《營養治療的處方百科》 James F.Balch／世潮
《怎麼吃也毒不了我》 陳俊旭／東佑文化
《酵素全書》 Edward Howell／世潮
《自然排毒最健康》 謝明哲／三采文化
《安保徹吃出免疫力》 安保徹／如何
《空腹力革命》 石原結實／三采文化
《不生病的生活》 新谷弘實／如何
《不生病的腸道按摩健康法》 新谷弘實、砂澤佚枝／晨星
《遠離疾病的生活》 新谷弘實／正義
《養生之道》 李丹／相映文化
《回歸身的喜悅》 雷久南／琉璃光
《無毒的家》 Debra Lynn Dadd／懋聯文化
《布魯士癌症斷食療法》 魯道夫・布魯士／懋聯文化
《超級酵素》 鶴見隆史／世茂
《毒怖全球——去毒飲食法》 增尾 清／漢欣文化
《增強免疫力的健康飲食法》 星野泰三／東販
《經皮毒完全排毒法》 大森隆史／世茂
《專家說毒解毒保安康》 林杰樑／宏欣文化
《磁場療法》 藤本憲幸／青春
《HADO 能量與生命健康的奧秘》 山梨浩利／青春
《來自水的信息》 江本 勝／統一夢公園
《哥森療法》（Gerson Therapy）
《疑難雜症排毒大全》 Wellness Against All Odds, Herry A. Rogers M. D.

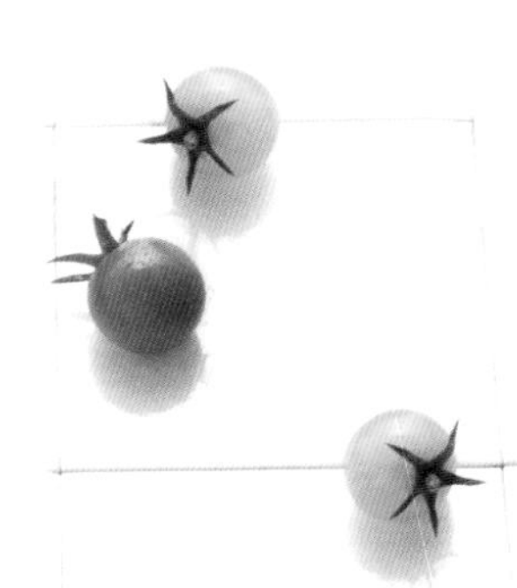

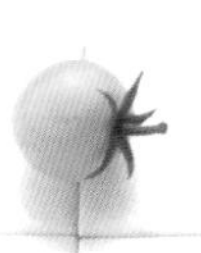

解毒高手
——毒理博士教你百毒不侵的生活

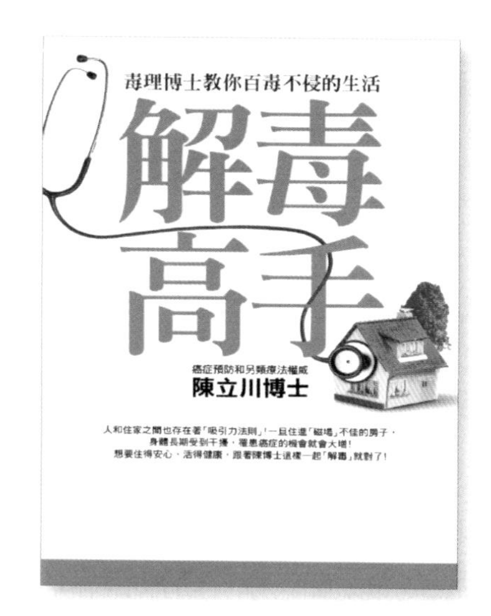

【癌症預防和另類療法權威】**陳立川博士**◎著

許多莫名病痛找不出原因也治不好？
小心，你可能住到「有毒的房子」了！

不論在美國還是台灣，毒理專家陳立川博士都遇過許多因為居家環境不健康而受害的人。他經常受邀到學生家的豪宅做實地勘察，到目前為止，還沒有測到真正健康的豪宅！根據統計，住家環境中大約隱藏了一千五百種有害物質，但往往卻被我們忽視了。其實日常生活無論食衣住行都可能會「染毒」，長期接觸下來，嚴重的話甚至會致癌！但只要多花一點時間檢測自己居住的環境，善用各種方法「驅毒避凶」，就能輕輕鬆鬆地為自己和家人打造更安心、更健康的生活！

跟著博士養生就對了

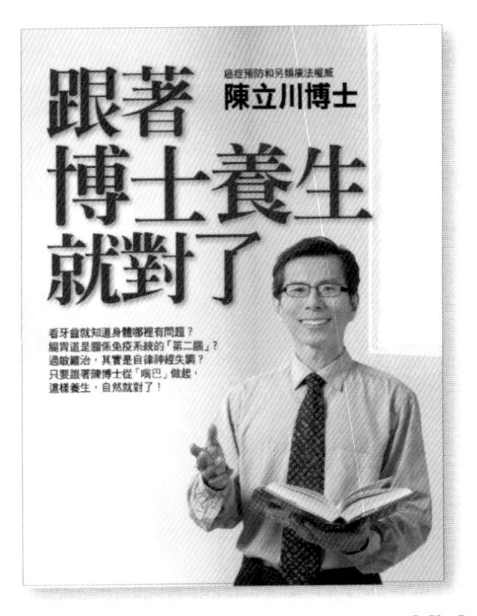

【癌症預防和另類療法權威】**陳立川博士**◎著

養生的關鍵，從「嘴巴」開始？

專精於癌症預防與另類療法的陳立川博士，曾在美國國家健康研究院癌症中心從事研究多年，他發現牙齒其實和人體的經脈、臟器息息相關，而每一口食物、每一次咀嚼，都會影響身體機能的運作。陳博士在美國曾看過高達幾千人的嘴巴，在台灣也看了不下數百人的牙齒，到目前為止，他從「齒相」來判斷一個人的健康狀況，還沒有一次看走眼的！他也據此提出了「身體健康一半靠嘴巴」的全新觀念，教我們從牙齒的整治做起，進而改變飲食的內容與習慣，從此擺脫癌症的威脅和各種慢性病的痛苦！

國家圖書館出版品預行編目資料

這樣排毒讓我不生病 / 王明勇 著.--初版.--
臺北市：平安文化. 2009〔民98〕
面；公分（平安叢書；第345種）
（真健康；6）
ISBN 978-957-803-757-1（平裝）

1.健康法

411.1　　98021937

平安叢書第0345種
真健康6

這樣排毒讓我不生病

作　者—王明勇
發 行 人—平雲
出版發行—平安文化有限公司
台北市敦化北路120巷50號
電話◎02-27168888
郵撥帳號◎18420815號
皇冠出版社(香港)有限公司
香港上環文咸東街50號寶恒商業中心
23樓2301-3室
電話◎2529-1778　傳真◎2527-0904
總 編 輯—龔橞甄
印　務—林佳燕
校　對—余素維．金文蕙．邱薇靜
著作完成日期—2009年10月
初版一刷日期—2009年12月
初版七刷日期—2018年01月
法律顧問—王惠光律師

讀者服務傳真專線◎02-27150507
電腦編號◎524006
ISBN◎978-957-803-757-1
Printed in Taiwan
本書特價◎新台幣299元/港幣100元

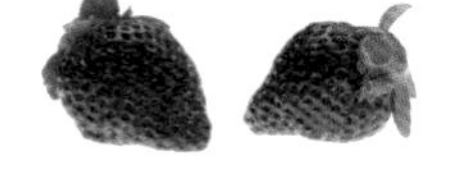